El Boxeo de la Cobra

Por: Shifu Leonardo Gudiño

Hecho en México.

Todos los derechos reservados

Conforme a la ley.

Ilustraciones: Shifu Leonardo Gudiño (TobiSpartan)

Prologo

Este tratado sobre el "Boxeo de la Cobra" trata de otra técnica muy importante en el estilo del kung fu, siendo un arte marcial, el boxeo de la cobra esta conformada por técnicas vivas, afables y muy corrompidas. El arte de la cobra no ha llegado a ser un estilo por si solo, sino solo una parte de un estilo.

Es mi deseo que alguno de los lectores pueda llegar a utilizar las técnicas del estilo Cobra como una nueva parte de su particular estilo, el cual llegue a ser un repertorio completo y autentico de técnicas de Kung Fu.

Deseo vivamente que este tratado contribuya a un mejor conocimiento del Kung Fu Occidental.

Shifu Leonardo Gudiño

Fundador del estilo Cuervo, Cobra, y el Kung Fu

Huáng Lóng.

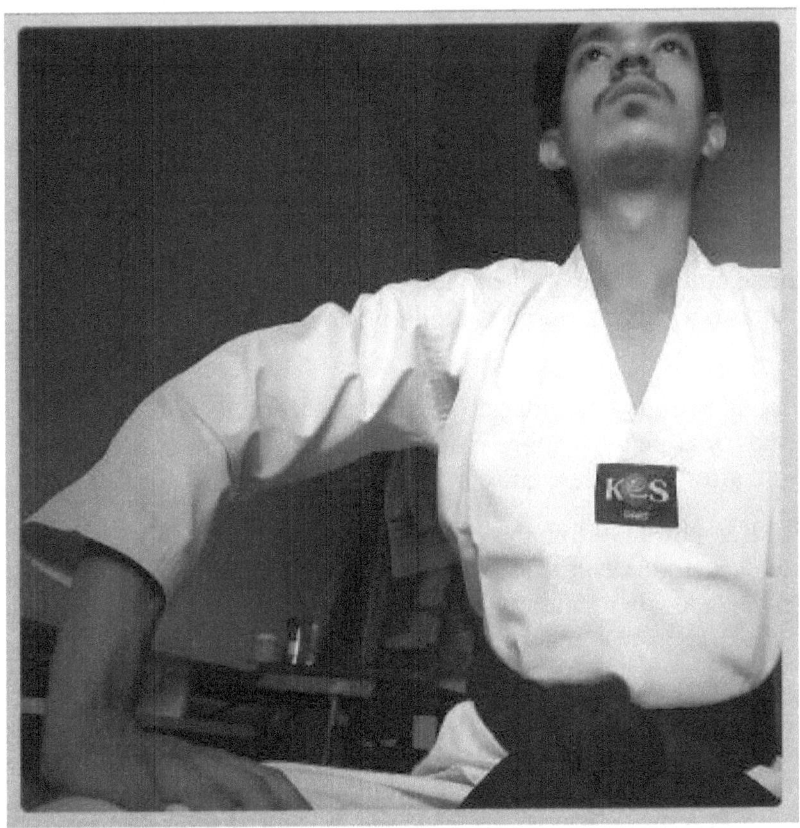

Sobre el autor

Shifu Leonardo Gudiño es un artista marcial, filosofo, y dibujante; practicante del estilo Wing Chun, y el fundador de su estilo de Huáng Lóng Kung Fu que contiene tres estilos principales el estilo del Cuervo del "KARATE MORTAL" el estilo de Cobra del "BOXEO DE LA COBRA" y el estilo del Dragon en "EL DRAGON HUANGLONG KUNG FU" el cual busca mostrar técnicas reales de defensa rápida, junto con una filosofía, ideología y enfoque, así como dar la libertad del guerrero de seguir sumando habilidades o técnicas a su repertorio.

"Solo existe Horizontal o Diagonal; Si algo se rompe es que he ganado"

"Podemos aprender los unos de los otros; Los puños y pies hacen lo que hacen, nuestros destinos son parte importante del universo"

"Todo se resume en dos palabras, lo demás da igual; Horizontal o Diagonal, equivócate y estas perdido, mantente en pie y habrás ganado"

"La defensa se basa en la precisión, si rompo algo abre ganado"

Los libros publicados del autor son escasos, especialmente los que se tratan de temas más profundos y polémicos esto es debido a que el autor se autopublica ya que muchas veces su contenido se busca censurar o adaptar a tiempos modernos perdiendo información en el proceso.

En muchos tratados el maestro comparte sus conocimientos diversos, teóricos, y conceptos sobre la función del ser humano, filosofía, magia, artes marciales, entre otros temas más con el público.

Shifu Leonardo Gudiño es el autor de varios libros, publicaciones sobre el método de combate más eficaz, como prevenir enfermedades de manera natural, misterios del espacio y tiempo, historia, magia y la energía interna del cuerpo humano.

En todas las principales publicaciones estas están disponibles para países occidentales, como orientales.

Shifu Leonardo Gudiño mantiene contacto y estudio exhausto de muchos grandes maestros de artes marciales y no solo de países occidentales, sino también de China, Taiwán, Hong Kong, y Singapur.

Shifu Leonardo Gudiño es un erudito de las artes marciales, de combate y supervivencia, ha estado de visita en diferentes sociedades internacionales como es la "Asociación Internacional Wong Jay Kung Fu Full Contact" de Honk Kong., "Moo Duk Kwan Taekwondo" en Brasil., "El colegio Panamericano de Wing Chun" en Venezuela., "Zhengti Kung Fu" en Canadá., "Ng Ga Kuen Kung Fu Tradicional" en México; Así como testigo y participe en 32 organizaciones de artes marciales a nivel mundial en todo el mundo.

Entre ellas: debemos citar a la "Koushu Federación de la República de China (KFROC)" , "Academia del Nuevo Kung Fu artes marciales de Singapur", Budokan Internacional Malasia", "Unión mundial de Asociaciones de Kung Fu (WUOKFA), "Escuela del Dragón Negro", "Congregación de instructores de artes marciales" y "Academia María Goretti A. c." del templo de la divina providencia en México.

La filosofía del Maestro Shifu Leonardo Gudiño es:

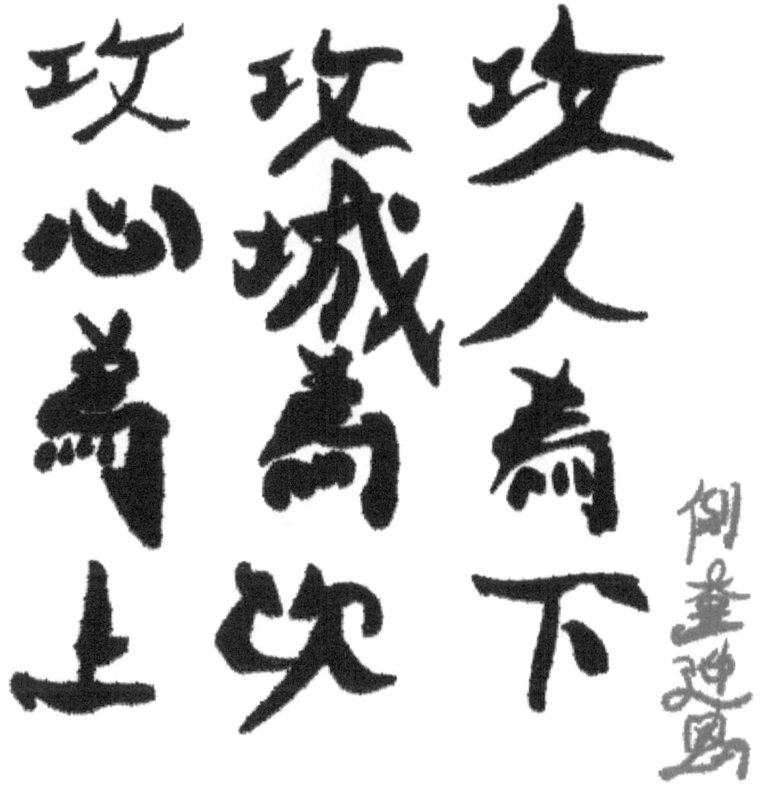

Conquistar el corazón, es el mejor método.

Conquistar los castillos, es el segundo método.

Conquistar a través de la dominación, es el peor método.

La Ideología del Maestro Shifu Leonardo Gudiño es:

Dios lo perdona todo, entonces haga lo que haga seré perdonado.

El hombre en ocasiones perdona y en otras no, no puedo confiarme.

La naturaleza ni perdona, ni olvida; atacar sin piedad.

El Enfoque del Maestro Shifu Leonardo Gudiño es:

Solo Existe Horizontal o Vertical.

Si algo se rompe, estas ganando.

Protege a tu familia.

Honra a los ancianos.

Enseña a los jóvenes.

Se fiel a tus amigos verdaderos.

Trabaja en equipo.

Expresa tu opinión sin temor.

Mantén tu posición.

Juega y ríe mientras puedas.

Siempre deja tu marca.

Se fuerte en soledad.

Se solidario en grupo.

Si se paran detrás de ti, protégelos.

Si se paran enseguida de ti, respétalos.

Si se paran en contra tuya, cero piedades.

Ching – El símbolo de las manos

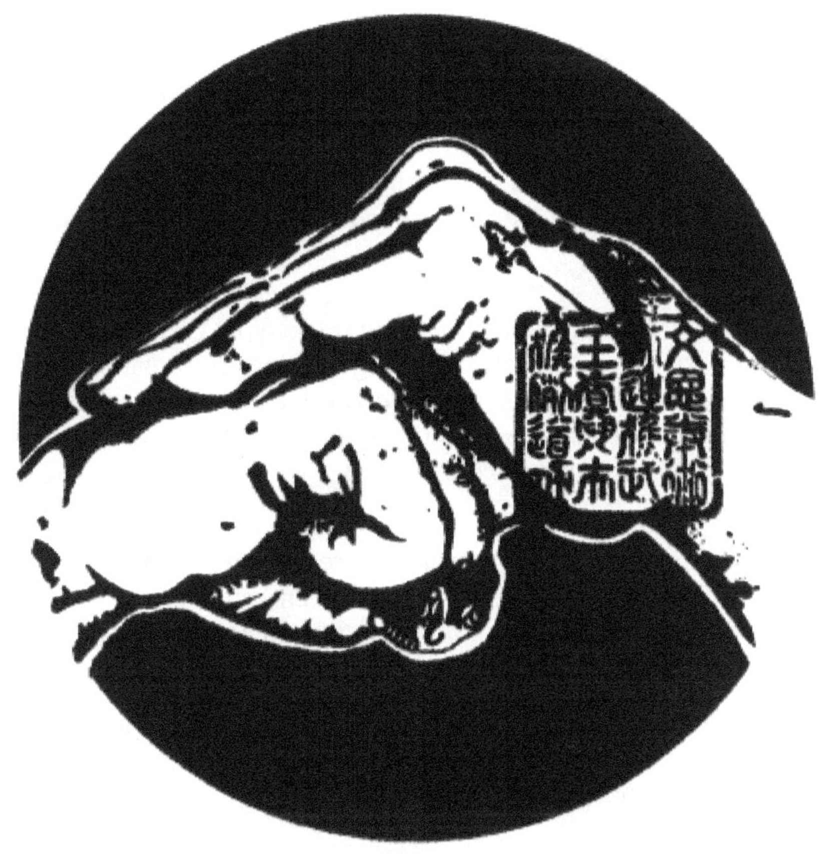

El Kung Fu Occidental, así como todos los demás sistemas chinos de artes marciales (Kung Fu tradicional), descuidan sus propósitos utilizando algunos símbolos con las manos o gestos.

Cada estilo tiene sus propios y especiales símbolos manuales (Mudras) que son reconocidos como los símbolos de este estilo.

Los signos de las manos simbolizan muchos y diferentes conceptos, algunos de ellos contienen elementos de significado religioso, filosófico y político. Solo los miembros de ese sistema entienden el significado de los estilos de símbolos manuales y es por ello que su significado se ha mantenido en secreto.

Los símbolos de las manos (Ching) del kung Fu Shaolin se realizan cubriendo el puño con la palma de la mano izquierda hacia abajo, tal como se muestra en el dibujo.

Cada uno de los practicantes del Kung Fu Shaolin realiza estos símbolos con las manos en determinados momentos para ilustrar diversos significados inherentes del espíritu del estilo.

A continuación, pasamos a la descripción de algunos de los significados de este signo que nos es posible revelar:

1. Un signo de profundo y sincero respeto del practicante que lo realiza hacia el fundador y antiguos maestros del arte, hacia todos aquellos que han practicado este arte, hacia todos los espectadores de la actuación del practicante y hacia el kung fu chino en general.

2. Un signo filosófico: la mano abierta representa el YIN, mientras que el puño cerrado representa el YANG. Estos principios (YIN/YANG) son complementarios y se equilibran entre ellos como una descripción física del simbolismo de las manos.

3. Una interpretación académica: la mano abierta representa la instrucción académica, mientras que el puño representa la destreza marcial.

El símbolo de las manos asegura así que tanto las artes marciales como las letras sostienen mutuamente aspectos del esfuerzo humano que no pueden separarse para crear un equilibrio que aporta estabilidad en la sociedad humana.

El estilo de la Cobra Kung Fu

Las técnicas del estilo de la cobra kung fu constituyen un método distinto al externo y poderoso del "karate estilo del cuervo", siendo más interno, suave y relajado.

La cobra simboliza la energía interna "Aura".

El "Aura" es la parte mas importante de los tres estilos internos, de Tai chi Chuan (Gran puño supremo o Gran boxeo fundamental), Hsing l (Boxeo de la inteligencia y la voluntad / Boxeo del espíritu libre), Pa kua (Boxeo de los ocho trigramas), así como de todos los estilos de boxeo orientales.

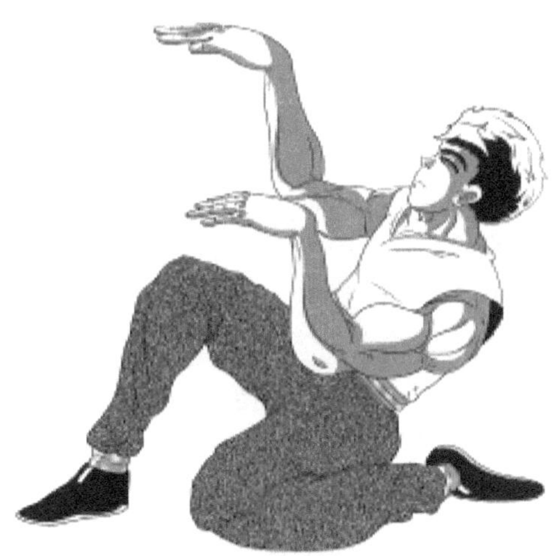

Lo mas importante para el desarrollo del "Aura" es una correcta respiración y el control de la mente.

La cintura es una de las partes mas importantes de cualquier boxeo, el boxeo de la cobra no es la excepción.

El uso correcto de la cintura produce un tremendo poder que hace que el boxeo de la cobra sea mas natural y efectivo. Con frecuencia los brazos del combatiente representan el cuerpo de la cobra y las posiciones de las manos, la cabeza.

Hay tres posiciones importantes de las manos en este estilo, aunque la primera no suele usarse. Ya que la cobra no es tan poderosa como el Dragon, ni posee el impulso de este para sobrevolar las grandes distancias, en el estilo del Boxeo de la cobra no se practican métodos de saltos ni patadas. Encontramos solo una "patada" representando la cola de la cobra, que mas que una patada es una técnica de enlace o descuelgue, al oponente.

En la lucha, la presteza y flexibilidad de los movimientos de la cintura se combinan con un trabajo de pies activo, claro y resbaladizo, el cual es muy típico en el Boxeo de la Cobra.

El método del avance de la cobra es un punto importante en el entreno de este estilo. Las manos y los brazos se mueven con gran rapidez y suavidad, dirigiéndose a los ojos, garganta, testículos y otras partes débiles del cuerpo del oponente.

Esto de la manera mas tradicional, con la evolución de mi estilo, ahora en las zonas duras del cuerpo, se lanzarían los puños del boxeo occidental pero igualmente de manera suave, y rápida.

Los practicantes muy avanzados están entrenados, también, para atacar puntos vitales y centros nerviosos utilizando sus conocimientos de puntos de presión, siendo esto nombrado "Di Mak / Tiehn Ihshueng".

En el entreno del antebrazo se concentra un gran esfuerzo. Un método simple, pero altamente efectivo para su entreno es el que se muestra a continuación, en los dibujos A, B, y C.

Ejercicios como estos son el único método externo del estilo de cobra. El entreno y desarrollo del Aura requiere mas tiempo y energía. Existen 18 ejercicios de respiración que ayudan uniendo la mente y la voluntad en armonía y facilitan al estilista de la cobra a dirigir su energía vital hacia diferentes áreas de concentración fuera o dentro de la superficie del cuerpo.

También hay otras técnicas de respiración que se usan en combinación con ejercicios varios de extensión.

Se ha escrito mucho sobre la energía interna del Aura y los diferentes métodos y ejercicios de entreno para su desarrollo. Muchos estilos del Kung Fu chino utilizan el Aura en sus técnicas.

El desarrollo real del Aura solo es posible bajo la guía de un maestro experimentado, o un tratado simple y bien estructurado.

El arte del estilo de la cobra utiliza a la vez poder fuerte, y blando con frecuentes movimientos parecidos a latigazos (principio de la Hoja de Sauce). Los brazos están vivos y llenos de energía. Generalmente los movimientos circulares, enrollados o replegados se usan como bloqueo y defensa, mientras que los movimientos de pegada directa rápida se usan en los ataques. También hay técnicas simultaneas de golpes de bloqueo y en muchas ocasiones los practicantes del estilo de la cobra no bloquean, sino que prefieren el uso de diferentes clases de movimientos evasivos.

Una buena combinación es el Kung Fu chino, combinado con Yoga.

Así mismo combinar Yoga, con Boxeo Occidental, y Kung Fu chino.

Las 4 armas básicas

A continuación, se describen en detalle las 4 técnicas mas importantes sobre las que se basan los fundamentos y principales armas del estilo de la cobra occidental y otros conocimientos del boxeo en general.

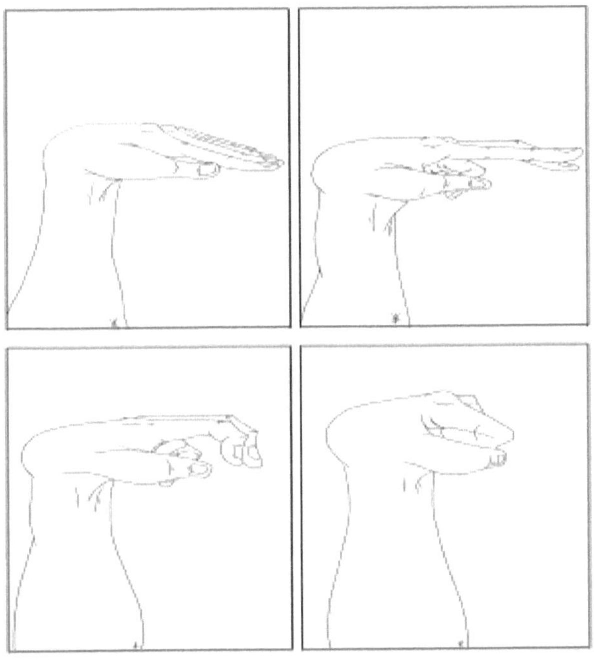

1. La mano de la Cobra.

   La mano de la cobra, conocida también por la cabeza de la cobra, es la técnica mas común del boxeo tanto oriental como occidental. La mano doblada a la altura de la muñeca, los dedos y la palma extendida. Esta posición de la mano se usa a la vez en técnicas de bloqueo y ataque. En los bloqueos se utiliza el borde interior y exterior de la mano y también la palma.

   En los ataques se suele utilizar la punta de los dedos y algunas veces la muñeca. Generalmente las técnicas de pinchazo con los dedos se aplican con golpes rápidos, combinaciones de giros en dirección a los puntos vulnerables de los oponentes.

   Algunas veces la mano de la cobra cambia a dientes de cobra, lo cual se nombra al uso de uno o dos dedos para impactar zonas brandas del enemigo como los ojos, por ejemplo.

2. Lengua de Cobra.

   Los dedos índices y medio extendidos simbolizan la cola de este reptil. Los dedos restantes permanecen doblados, tal como se muestra en la gráfica. El principal blando de la técnica de la cola de cobra son los ojos y ciertos puntos de presión.

3. Los dientes de Cobra.

   Los dedos índices y medio curvados representan los colmillos de la cobra. Generalmente los dientes del reptil se utilizan para atacar partes blandas del cuerpo como el cuello en la zona de las arterias y en ciertas técnicas de desgarro, por ejemplo, en la axila, en las costillas intermedias, el lagrimal de los ojos, oídos, etc.

4. La cola de la Cobra.

   Los pies del peleador cumplen la función de la cola de cobra. Los pies se usan de diferentes maneras para atrapar o inmovilizar los pies del oponente o para hacerle caer.

Métodos de bloqueo del estilo de la cobra.

Todas las técnicas de bloqueo del boxeo de cobra se aplican en movimientos de enroscamiento, semi circulares o circulares. En el arte oriental se conocen solo 4 métodos de bloqueo o control de los ataques del adversario. Estas cuatro posiciones de las manos son las siguientes:

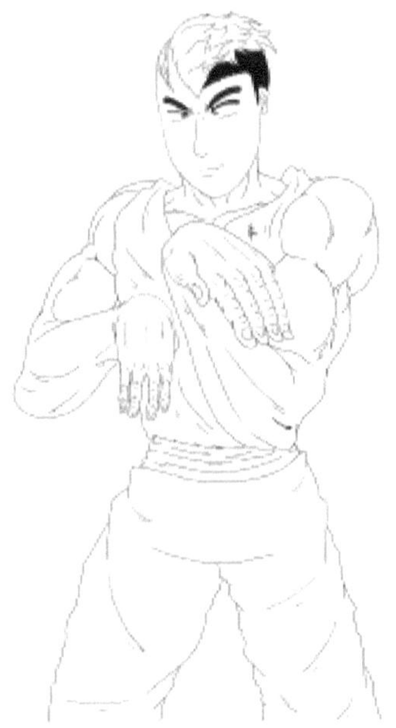

1. Exterior.

    El brazo se mueve de adentro hacia afuera con un impulso semicircular y la mano doblada a la altura de la muñeca. La punta de los dedos señala hacia afuera y de ello resulta la sensación de tensión en el antebrazo. Esta tensión es necesaria si el practicante cambia el bloqueo hacia un ataque adelantado con los dedos en forma de picotazo. Si no utiliza técnicas de ataque, la palma de la mano apresa débilmente hacia abajo el brazo de su oponente para controlarlo.

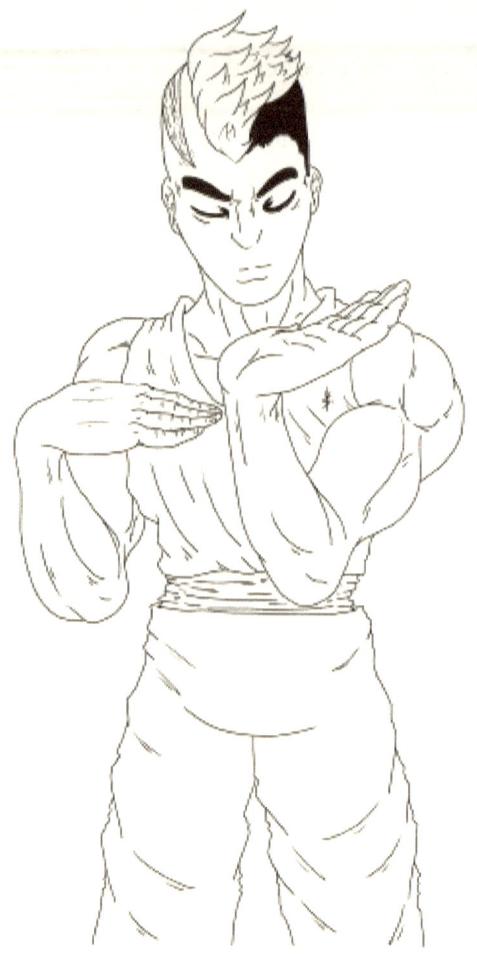

2. Reverso Exterior.

El movimiento es básicamente el mismo que el aplicado en el exterior. En esta técnica de bloqueo de la zona de contacto es la palma de la mano. Generalmente el reverso exterior se transforma inmediatamente después del contacto en los dientes de la cobra para desgarrar y asistir el brazo del oponente mientras el otro brazo ataca.

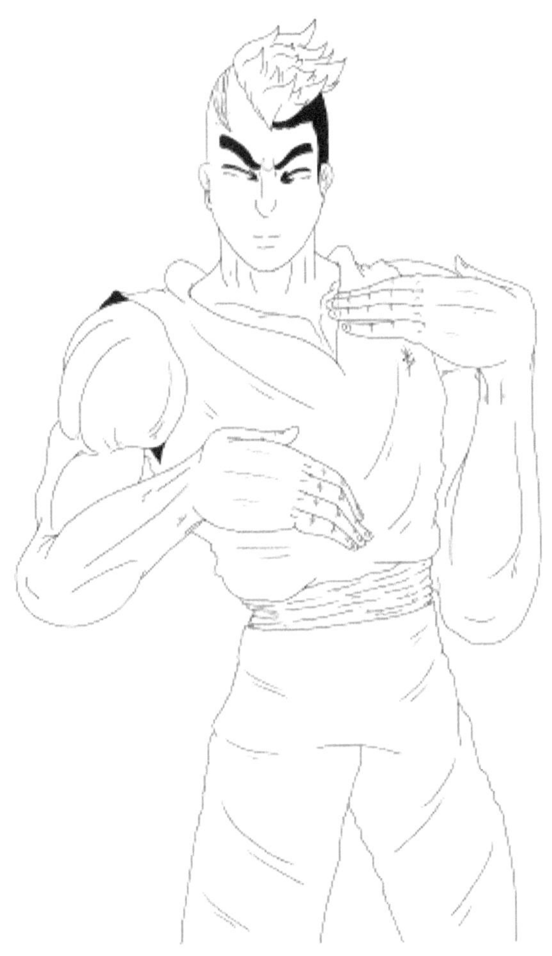

3. Interior.

El brazo realiza un movimiento de atrape (o enganche) hacia
dentro. La mano se dobla por la muñeca, la palma controla el
brazo del oponente y los dedos apuntan hacia afuera.
Generalmente esta técnica del bloqueo cambia en un ataque
de la lengua de la cobra.

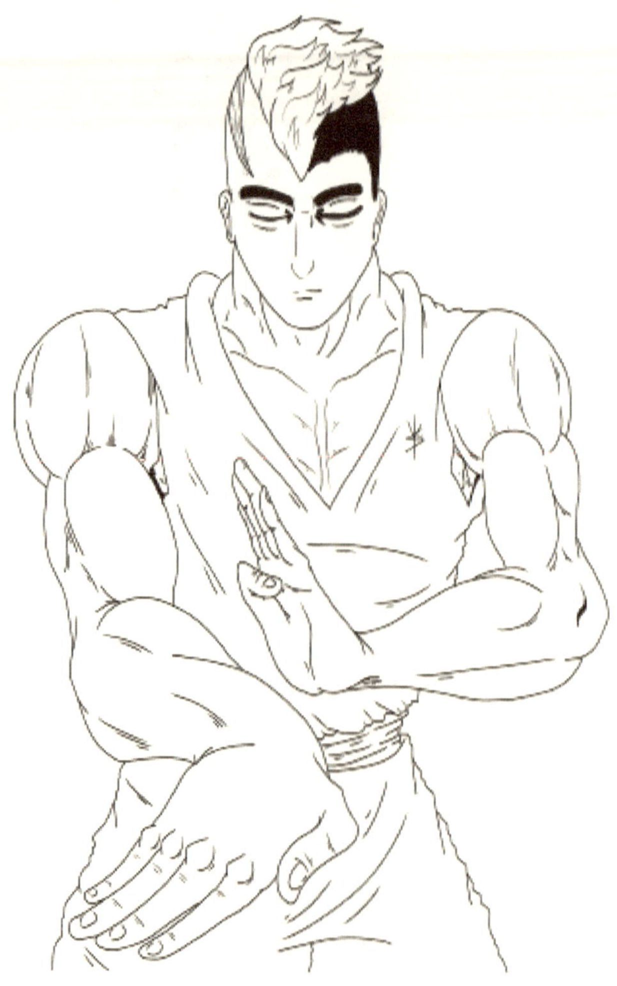

4. Bajo.

El brazo se mueve hacia abajo en un movimiento vacío hacia
el exterior. Tanto el codo como la muñeca se doblan
asemejándose al cuerpo enroscado de una serpiente. El codo
nunca debe extenderse totalmente. Esta técnica se utiliza
contra técnicas bajas, manteniendo constantemente la otra
mano preparada para ataques o contrataques.

En caso de que ninguna de estas técnicas pueda ser aplicadas, el artista de la técnica cobra utiliza movimientos evasivos con base principalmente en la cadera y en el trabajo de pies para defenderse contra ataques varios.

En distancia corta o en lucha de frente, el que practica el estilo cobra utiliza el ataque de manos para contrarrestar el ataque del brazo contrario.

Como el arte del boxeo oriental no utiliza casi nunca bloqueos de agarre o sujeción, son necesarios entrenos intensivos para aplicar las técnicas de bloqueo del estilo de la cobra con éxito y efectividad.

Sin embargo, mi estilo Boxeo de la Cobra es plenamente occidental, por ello he añadido técnicas de boxeo comunes para aumentar el repertorio de las técnicas orientales y mejorar su efectividad en un combate real.

Cobra en espera:

Se sitúa el puño izquierdo adelantado delante de la boca, el derecho cerca del cuerpo con el puño cubriendo el estómago.

Los puños deben estar ligeramente separados el uno del otro lo imprescindible para no interferirse mutuamente al ser lanzados.

La espalda debe estar recta como también la cabeza que además debe estar retrasada hacia atrás.

Las piernas están bastante estiradas pero las rodillas deben estar siempre ligeramente flexionadas.

La izquierda delante y el peso en la derecha, es decir la atrasada. La distancia entre los pies debe ser de unos 60 centímetros.

El pie adelantado apunta directamente hacia el adversario, hacia delante.

El que está atrás está posicionado en un ángulo algo inferior a los 90º de manera que esté suficiente abierto como para aguantar y generar fuerza, pero no tanto como para impedir el paso y avanzar.

Sugiero un ángulo entre 45 y 65 grados.

Esta guardia permite atacar con mayor potencia debido a que se produce un mayor desplazamiento del centro de gravedad ya que al atacar pasamos todo el peso a la pierna adelantada.

Sin embargo, la defensa se vuelve más complicada, pues al estar el peso atrás es más difícil retroceder para salir del alcance del ataque enemigo.

Cobra:

En esta guardia los puños se sitúan uno cerca del otro, delante de la barbilla o la garganta, el puño izquierdo algo adelantado que el derecho, pero en menor medida que en la guardia anterior.

Sin embargo, se sitúan a mayor distancia entre si a cada lado de la cabeza. Igualmente, la pierna izquierda está ligeramente adelantada respecto a la derecha y de igual modo esta distancia es menor que en la posición adoptada por Cobra en espera. Así pues, las piernas no deben estar muy separadas, no más de la mitad de su extensión.

El peso está en la pierna adelantada, la izquierda.

Las rodillas se encuentran ligeramente flexionadas para ganar velocidad y movilidad.

El ángulo del pie atrasado es menor que en la guardia anterior, apuntando más hacia delante que hacía al lado ya que se está menos lateralizado.

El cuerpo está inclinado en diagonal hacia delante, quedando el estómago atrás respecto a las manos.

La pegada en esta posición es menos potente que en la primera que hemos visto al estar el peso delante, pero nos permite lanzar nuestros ataques más rápido al no tener que desplazar el centro de gravedad de la pierna atrasada a la adelantada.

Así mismo facilita la defensa mediante un desplazamiento más cómodo y al tener margen para desplazar nuestro peso a la pierna de atrás sin mover los pies.

Aunque en esta posición la cabeza está más expuesta, los brazos están posicionados de manera que la protegen.

Podemos considerar a esta primera posición como una actitud de velocidad.

A pesar de ser considerada la posición más defensiva en realidad la estrategia es tan ofensiva como en la actitud de potencia, simplemente que una opta por más potencia y la otra por más prontitud en el ataque.

Veneno de Cobra:

En esta guardia los puños están delante de la cabeza, casi estirados.

El cuerpo inclinado con el pecho hacia delante.

Las piernas quedan casi en formación cuadrada.

Esta guardia protege más el cuerpo, pero expone la cabeza como sucede con la guardia de Cobra.

El peso se encuentra repartido entre ambas piernas, así que permite igual el ataque que la defensa.

Igualmente facilita el moverse sin dificultad a cualquier dirección.

Esta guardia era poco practicada y considerada como inferior a las dos anteriores.

Forma del Boxeo de la Cobra.

En el arte marcial tradicional se usa el concepto de "la energía concentrada". Pero esta forma consiste en mas de 300 movimientos diferentes, no es posible mostrar todas, además de que un numero exagerado de variables de un solo estilo no es practico.

Es por ello que se aplicara de manera sencilla, la capacidad del box con añadidos orientales que lo harán mas letal y mas eficiente en caso de supervivencia real.

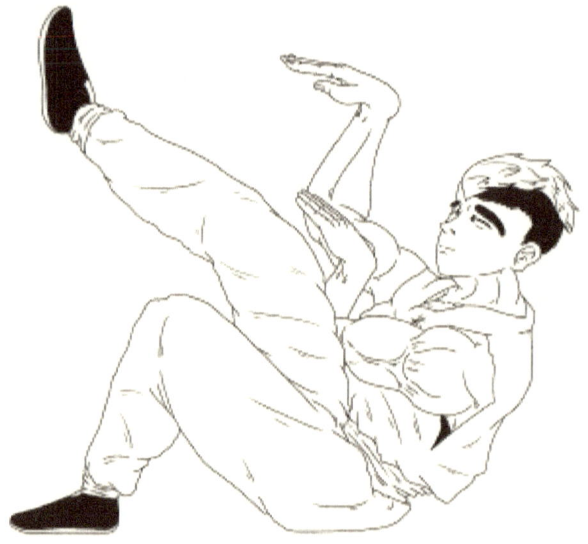

Serie A:

Partiendo de una posición de la cobra apoyada sobre una sola pierna en la gráfica 1.

El practicante se desliza hacia delante adoptando la posición mostrada en la gráfica 2, observe la actitud de la mano derecha preparada para golpear.

Ahora el practicante pasa a una posición mostrada en la grafica 3, y puede ejecutar un doble ataque con la mano usando las variables de cobra o puños cerrados.

Desde esta posición da un paso hacia adelante para realizar una técnica de cobra (agarrar – desgarrar) o ataque de puños.

Observe también su mano preparada para bloquear o golpear.

Serie B:

Desde una posición deslizante de la Cobra (En la Grafica 1) el practicante baja la rodilla izquierda hasta el suelo y ejecuta una técnica exterior de bloqueo (Grafica 2 y 3).

Serie C:

A partir de una típica posición retorcida (Grafica 1), usada en ataques sorpresa o en contraataques, el practicante se levanta adoptando la posición del ataque. Los ejercicios científicos de respiración ayudan a combinar poder, rapidez y concentración, y facilitan al practicante a dirigir sus energías vitales hacia el oponente (Grafica 1 y 2).

Serie D:

En esta serie partimos de otra postura típica del estilo de la Cobra, donde las manos se usan para bloquear o detener al oponente, mientras que la pierna enganchada esta preparada para realizar una técnica de la Cola de Cobra (Las Graficas 1 y 2 nos muestran la misma posición desde ángulos distintos).

El practicante se agacha para adoptar la posición de reposo de la Cobra (Grafica 3) finalizando así la forma.

APLICACIÓN DEL BOXEO DE LA COBRA

En los 8 ejemplos siguientes se demuestra la aplicación tradicional del Estilo Cobra. Demostrándose otra vez que la mayoría de los movimientos de la cobra van dirigidos a los puntos mas vulnerables del adversario. En el tratado nos referiremos a los practicantes como Huáng Lóng y Kuramochi, siendo Kuramochi la parte atacante y HuángLóng el que repele la agresión.

A) HuángLóng, la cobra lanzándose hacia adelante

B) Kuramochi Bloquea con la mano el puñetazo de HuángLóng

Ahora el bloqueo de la mano se transforma en los dientes de cobra, clavándose en el antebrazo del atacante, mientras que con la mano derecha golpea la garganta u ojos de Kuramochi.

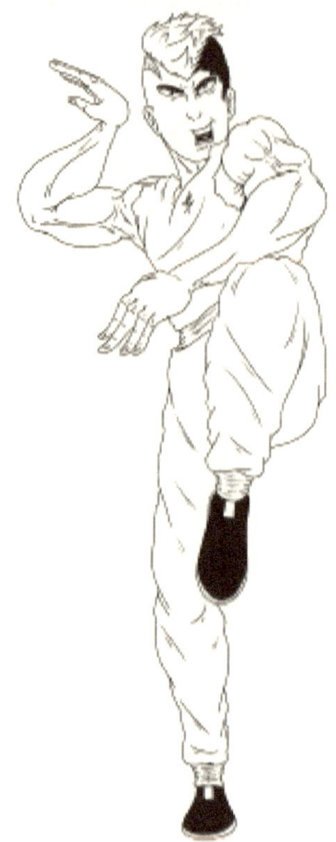

Siguiente:

A) HuángLóng, la Cobra de dos cabezas

B) Kuramochi; de pie y preparado

Kuramochi ataca con los dos puños, mientras que HuángLóng bloquea este ataque con un doble exterior.

Obsérvese como HuángLóng sube la rodilla para impedir que Kuramochi ejecute una patada.

Ahora la mano de HuángLóng de desliza hacia adelante transformándose en un doble ataque de los dientes de la cobra que apunta hacia la clavícula de Kuramochi.

Siguiente:

A) HuángLóng; la cobra de la manzana

B) Kuramochi se prepara para atacar con el puño izquierdo.

HuángLóng lo evade con un paso lateral y con un ataque de manos.

Mientras que su mano derecha ejecuta la lengua de la Cobra dirigida a los ojos del oponente.

Siguiente:

A) HuángLóng, la cobra busca presa

B) HuángLóng bloquea el puño de Kuramochi, que no llega a destino con un bloqueo de mano de la cobra.

Ahora la mano en punta de cobra de HuángLóng se desliza adelante, enroscándose en el cuello de Kuramochi.

Mientras la mano derecha adopta la lengua de cobra, y ataca a los ojos del contrario.

Siguiente:

A) HuángLóng; la cobra del árbol

B) Los dos combatientes se hallan de pie y listos para el ataque.

Rápidamente HuángLóng adoptando una posición arrodillada. La mano derecha golpea la garganta del oponente, mientras que la izquierda ejecuta los dientes de la cobra dirigidos a los testículos del oponente.

La Grafica muestra una ligera variación de la técnica, la cual permite controlar el brazo derecho del oponente.

Siguiente:

A) HuángLóng; la cobra desaparece

B) Ambos contrincantes permanecen de pie y listos para el ataque.

Kuramochi ataca con una patada hacia delante. HuángLóng la evade agachándose y adoptando una posición deslizante de la cobra.

Tan pronto como Kuramochi retira la pierna con la que ejecuto la patada, HuángLóng adopta una posición adelantada, con la mano izquierda golpea la garganta del adversario, mientras que con la derecha controla la dorilla de Kuramochi para impedir otra patada.

Siguiente:

A) HuángLóng, el enrosque de la cobra

B) HuángLóng permanece con la pierna entrelazada, obsérvese la mano preparada para bloquear el ataque de Kuramochi.

HuángLóng realiza una patada de la cola de la cobra sobre el pie izquierdo del adversario.

A partir de aquí se gira rápidamente en el sentido de las agujas del reloj.

Mientras que la cola de la cobra daña el pie del oponente, HuángLóng realiza un doble cuchillazo realizado con la mano y dirigido a los ojos y garganta del adversario.

Siguiente:

A) HuángLóng; la cobra Tenza

B) Los dos contrincantes se preparan para la lucha.

HuángLóng aplica la cola de la cobra pisando el pie de su adversario.

HuángLóng traslada el peso de su cuerpo hacia adelante, lo que ocasiona la caída de espaldas del adversario o finalmente puede llegar a romperle el tobillo mientras que con la mano derecha pincha hacia los ojos o garganta.

Nota del autor.

Todas estas técnicas que hemos ido mostrando a lo largo de este libro son altamente peligrosas, aplicadas de lleno causan la muerte, la ceguera u otras lesiones fatales. Es por ello que recomendamos a todos nuestros lectores actuar con mucho cuidado cuando practiquen estas técnicas. Deben procurar siempre mantener un área de seguridad, parando las técnicas como mínimo a una pulgada (3 o 4 cm) de distancia de su pareja de entrenamiento.

Boxeo con Puño en el estilo Cobra

Ahora veremos a las técnicas de puño este apartado será el método mayormente occidental.

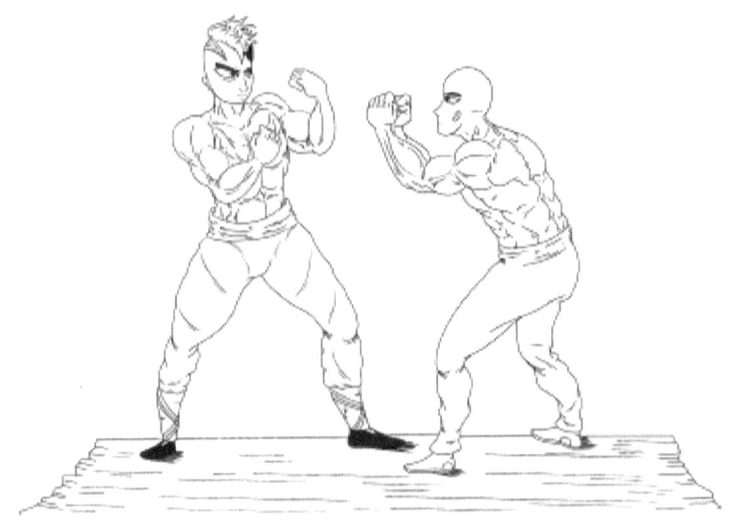

Mayormente usamos "el golpe de Tajo" o "mano de cuchillo" ya que un secreto a voces; es el hecho de que un boxeador profesional nunca te va a golpear necesariamente con los nudillos ya que, aunque no lo parezca estos son frágiles, y se fracturan en una pelea real; es por eso que si no endureces los puños o llevas algún entrenamiento para estos es preferible usar el canto de la mano como señala la gráfica.

Continuando para mejorar un estilo optimo es fundamental lo siguiente:

El **espejo** un implemento tan común y que a ratos parece pasar inadvertido, sin mayores pretensiones que "mirarse" al realizar sombra, el espejo es un gran implemento de corrección y mejora técnica, sobre todo con el trabajo dedicado de repetición.

El uso del espejo, debe ser en enseñado en muchas de sus variables, tanto desde la corrección de la guardia y postura relativa a las manos en el mentón y hundir el mismo para su protección.

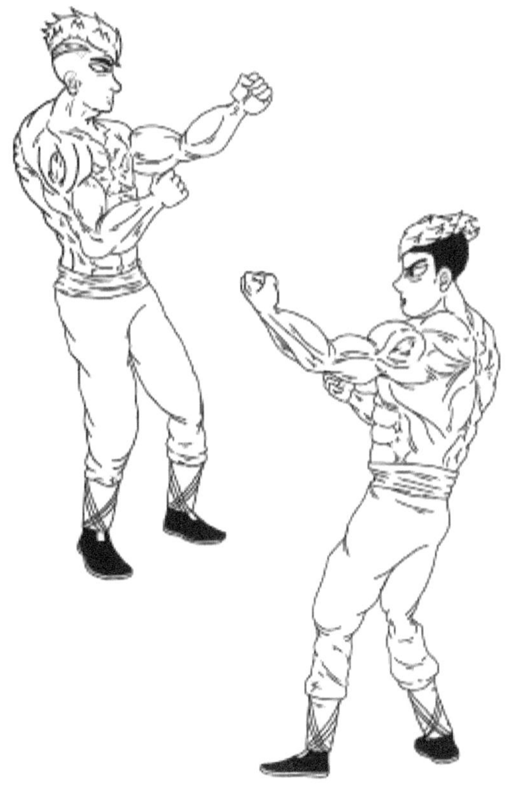

Igualmente, algo que se desconoce es que el kung fu chino, no tiene espejos porque para ellos es negativo en términos de energía por ello es que lo menciono como requisito opcional o que se puede llegar a usar con un espejo mediano en un debido sitio para evitar accidentes.

Pero conozcamos los correctos ejercicios que se pueden llevar a cabo con este aparato.

Defensa:

Desde la defensa el espejo pasa por varios estados de formación, como puede ser al inicio, siendo un buen implemento para comenzar a centrar nuestra postura, con el correcto ángulo de entrada y salida de las manos, así mismo la posición del mentón y la mano derecha, si se es diestro o de guardia zurda.

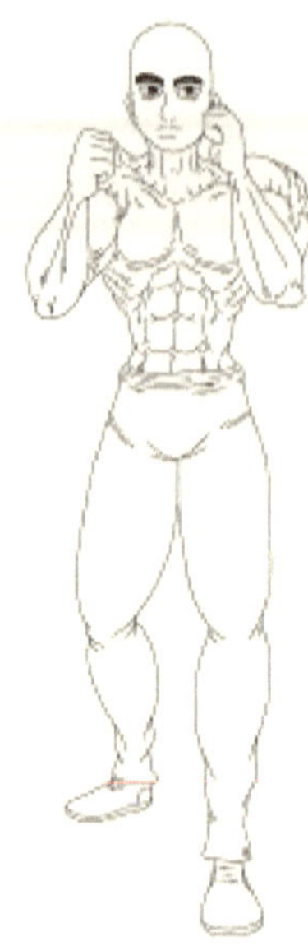

Este punto muy relevante a la hora de comenzar a enseñar la postura defensiva y la proyección de los golpes básicos. Una parte que será fundamental en esta parte es la correcta organización del trabajo defensivo, utilizando la cintura, las paradas de combate, los bloqueos y fintas.

En este caso el espejo es un aparato que se trabaja de manera pausada, siempre los distintos pasos defensivos, y corrigiendo aperturas que se presenten en nuestro esquema de defensa. Se puede construir una defensa en base a fintas y contra golpes, o el uso de distintas guardias frontales u oblicuas. El espejo es un constante trabajo de perfección técnica y la repetición es clave para el desarrollo técnico.

Ofensiva

El trabajo ofensivo en el espejo es más común, ya que habitualmente se utiliza para hacer sombra y observar las combinaciones, las cuales siempre deben ser simples, para perfeccionar lo básico, que es muchas veces la llave de la victoria. Boxeadores de elite, se enfocan en la constante repetición del jab y el recto, hasta hacer que sean perfectos en su ejecución.

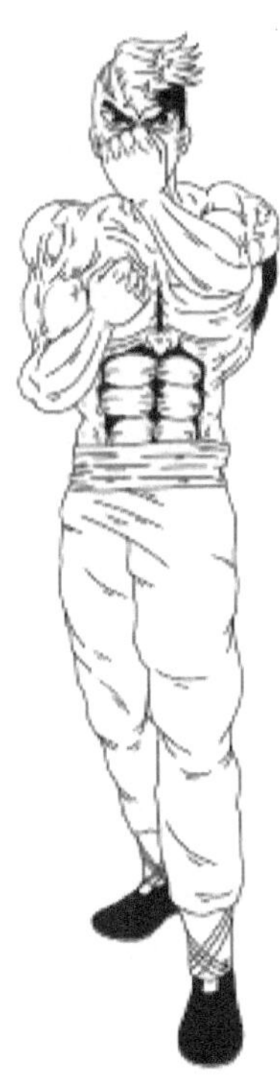

En torno a la ofensiva, la corrección técnica debe ser el objeto del trabajo constante con el espejo.

Ya sea en rutinas de 3 minutos con uno de descanso con tres rounds. También realizar una rutina de resistencia cardiovascular de 10 a 15 min continuado. O sencillamente entrenar combinaciones de 3 a 4 golpes comenzadas y terminadas con la izquierda o derecha en caso de tener guardia zurda.

De esta forma constantemente revisar y corregir la técnica y su ejecución correcta, creando combinaciones y construyendo nuestro boxeo.

Las piernas:

Una parte poco utilizada del espejo, pero que tiene gran importancia en la correcta aplicación de la técnica tanto defensiva como ofensiva.

En un nivel inicial, es buen corrector de los golpes iniciales, desplazamiento de la pierna adelantada y el pie en punta.

Los pasos planos y pasos laterales son mucho más fáciles de corregir
y aprender si el practicante se está mirando al espejo al momento
desde el momento de avanzar y retroceder, lanzando golpes.

El espejo es un aparato de trabajo integral, en donde podemos ver
desde el talón y su desplazamiento, hasta a torsión del hombro, al
lanzar el recto de derecha.

Los desplazamientos laterales también son sumamente importantes,
al cambiar distancias y guardias, desde una posición frontal y lateral.

En resumen, al realizar un entrenamiento técnico de boxeo, la
utilización del espejo, debe ser siempre un aparato de uso continuo,
en donde corregimos hasta el cansancio, la postura, desplazamiento
y posición de los golpes.

Sumado a ser un aparato de uso técnico-táctico, podemos realizar
rutinas cardiovasculares.

La próxima vez que se vea un espejo de un gimnasio de boxeo, no se
mire, **¡trabaje!**

Igualmente es evidente la inclusión de los codos, rodillas, y patadas
para expandir la biblioteca mental del practicante.

**Las diferentes técnicas del perfeccionamiento del boxeo cobran
con ilustraciones y nombres de los movimientos para ayudar a
quienes quieran aprender el boxeo mejorado.**

El boxeo cobra "completo" se basa en cuatro técnicas añadidas:

- puñetazos

- patadas (especialmente patadas circulares o patadas a la cara
  para repeler al oponente)

- empujones (tan formidables como puñaladas, solo permitidos
  en ciertas competiciones profesionales)

- Rodillazos

- Codazos

Técnicas de puño cerrado o "canto de la mano"

Acción que consiste en dar un golpe con el puño. Hay unas diez formas principales:

Técnicas de pie (óptimas para la supervivencia):

Técnicas de Rodillas (añadido para mayor eficacia):

Técnicas de Codos (añadido):

Combate cuerpo a cuerpo es decir muy cuerpo a cuerpo, que consiste en estar en contacto directo con el oponente. Se puede usar el cuerpo a cuerpo, por ejemplo, para recuperarse físicamente "pegando" al oponente, o por el contrario para golpear al oponente realizando golpes de rodilla en los flancos y muslos.

Técnicas de esquiva en Boxeo de Cobra

Movimiento del cuerpo para evitar hábilmente un golpe mejorado para la supervivencia actual.

Ejemplo: para evitar una patada baja o media, retire el pie y luego ataque inclinando la cadera y la pierna hacia afuera; luego vuelva a encadenar en una patada media o baja.

A continuación, una recopilación de graficas ilustrativas de movimientos del resto de boxeo de la Cobra, para su práctica adecuada de manera simplistas.

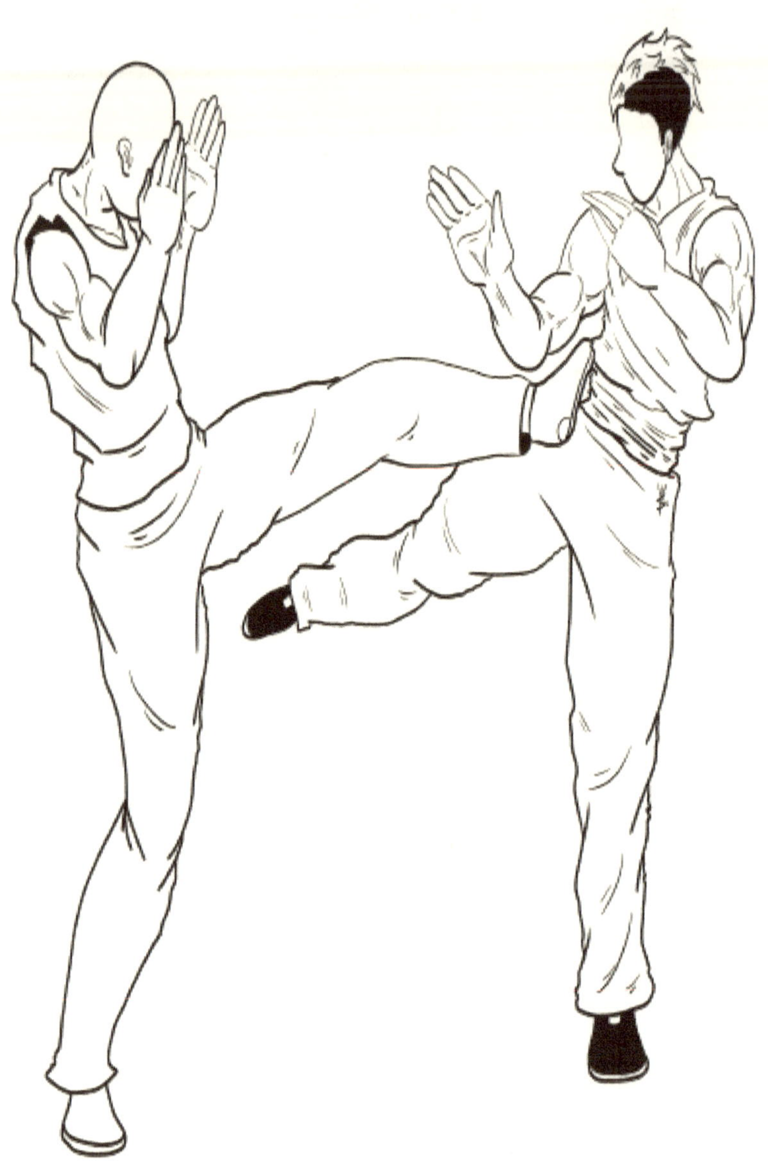

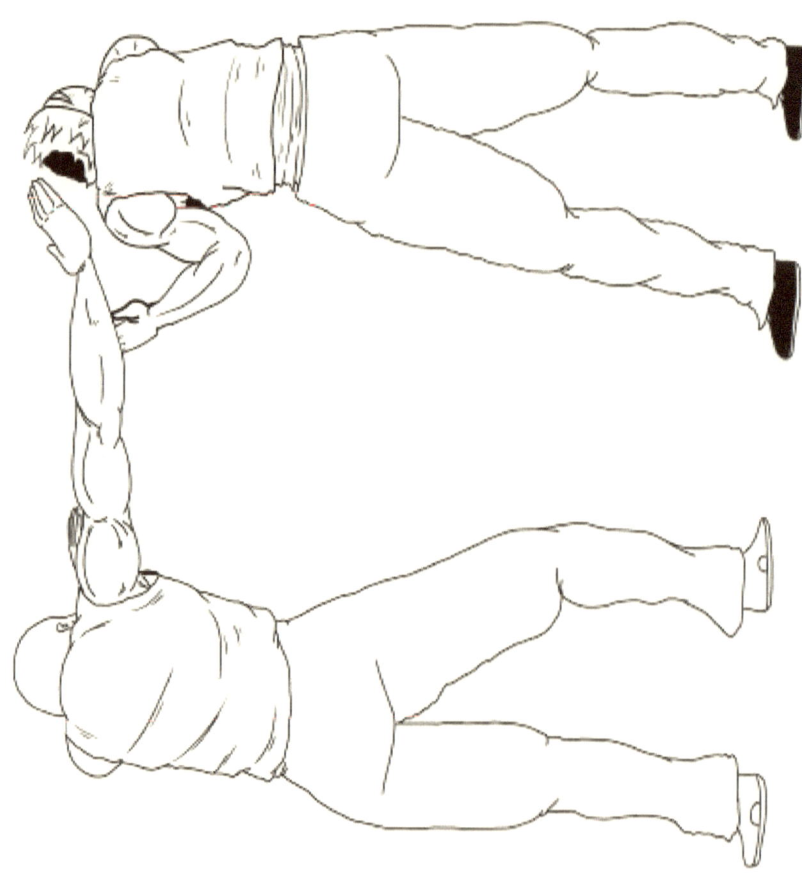

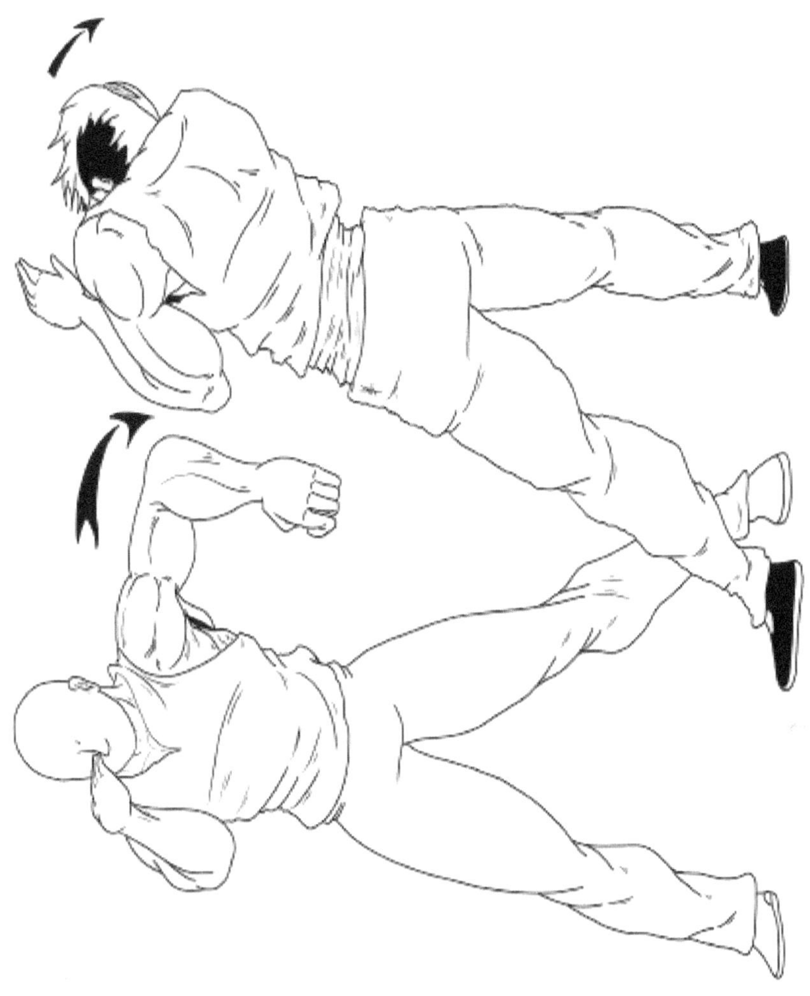

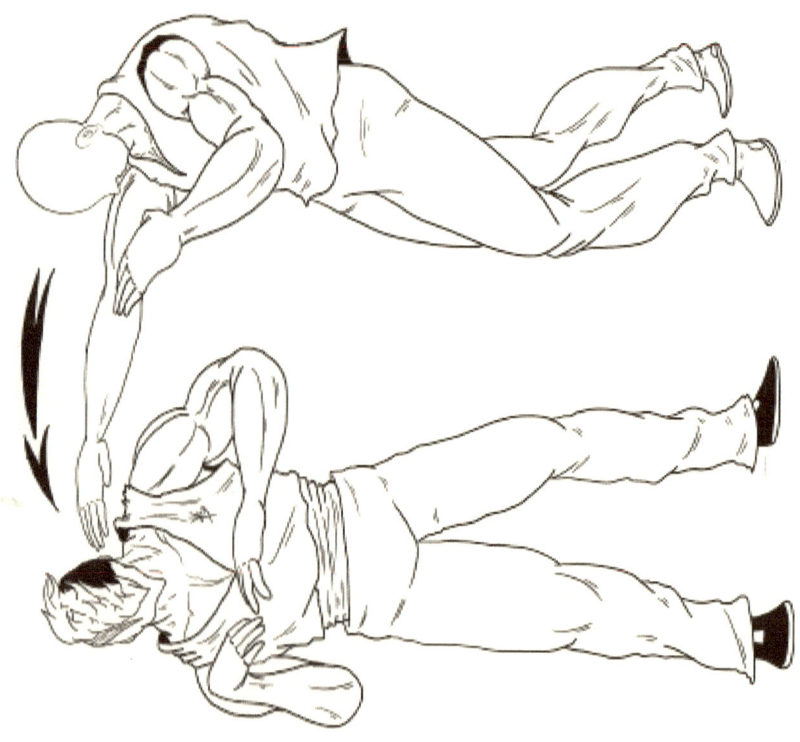

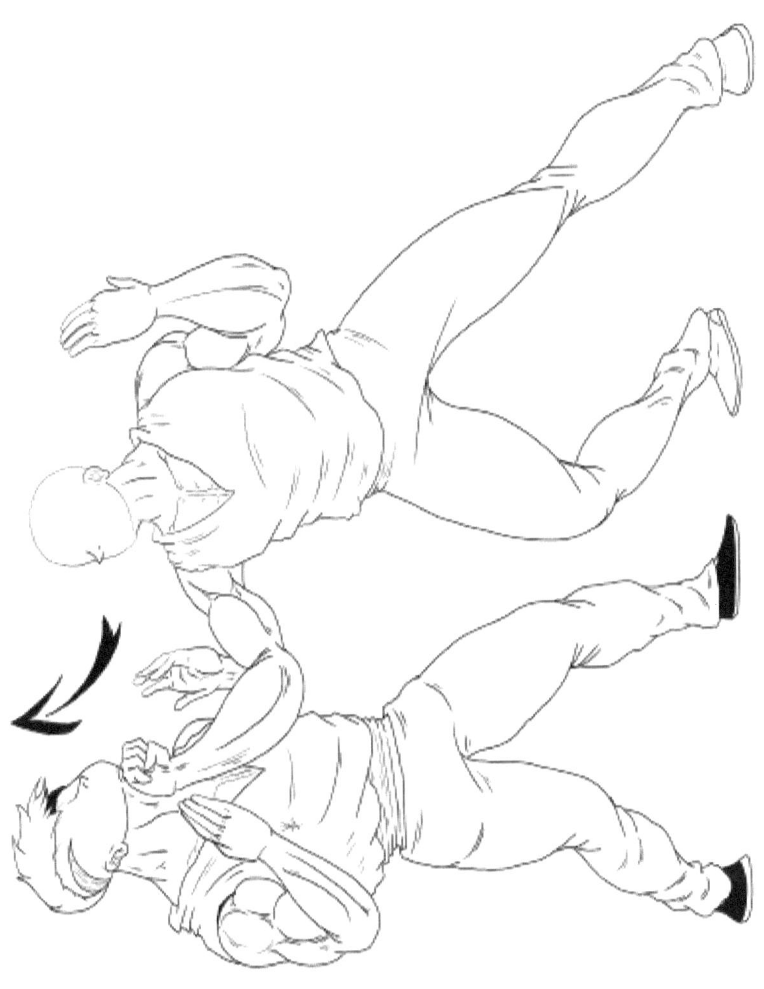

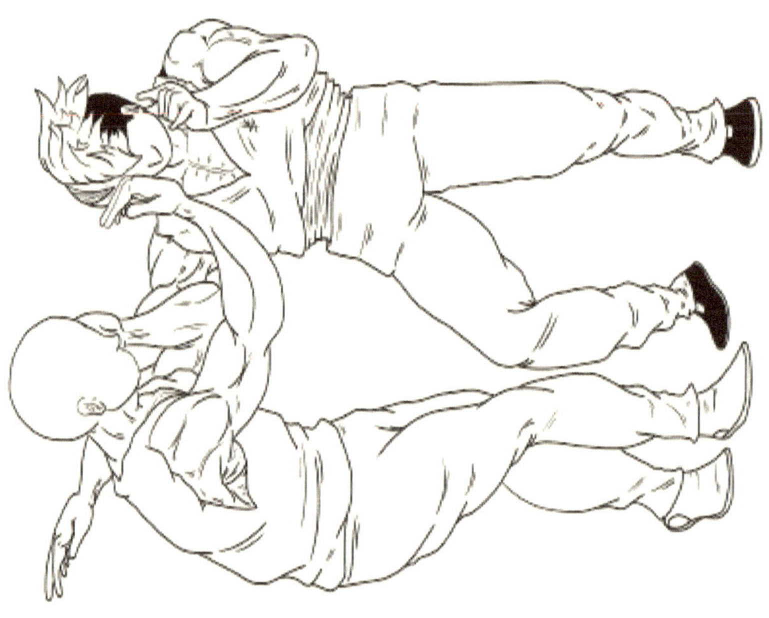

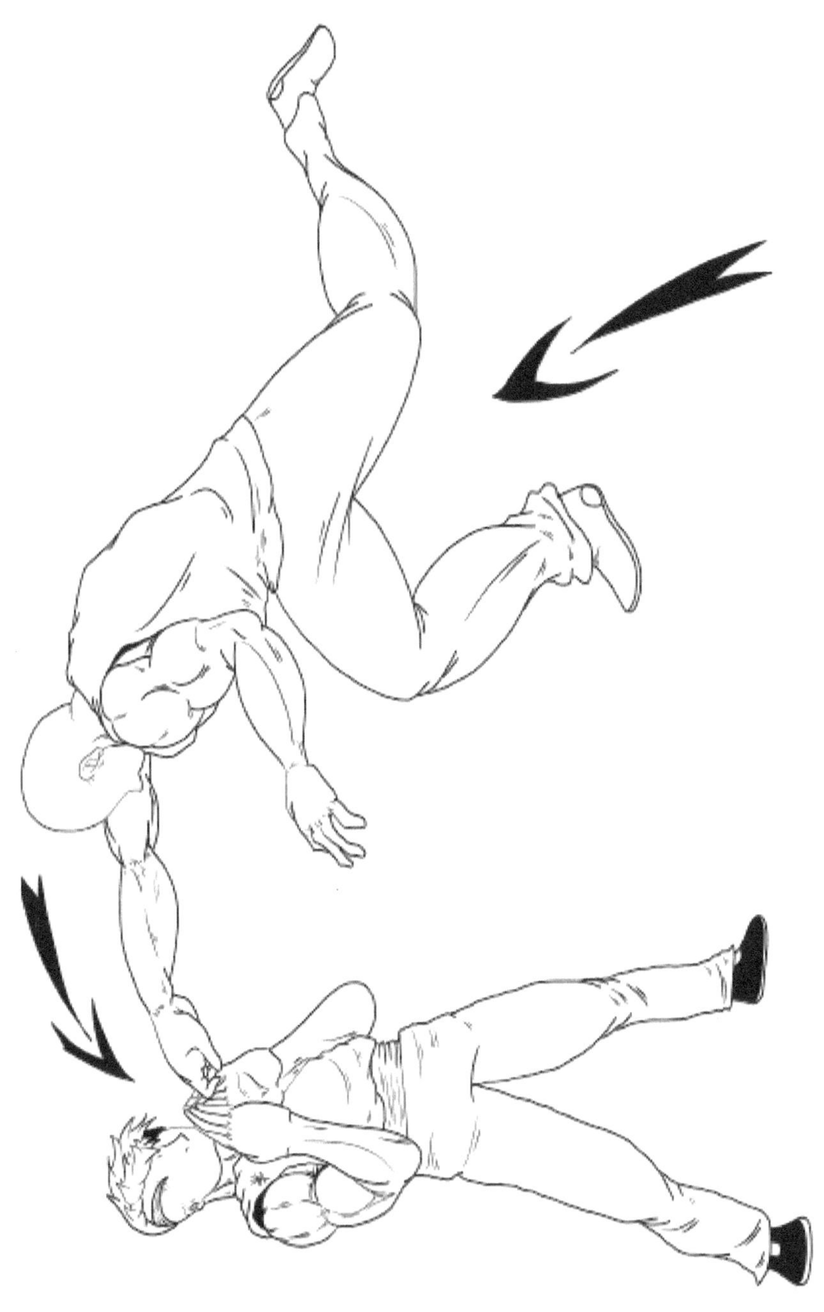

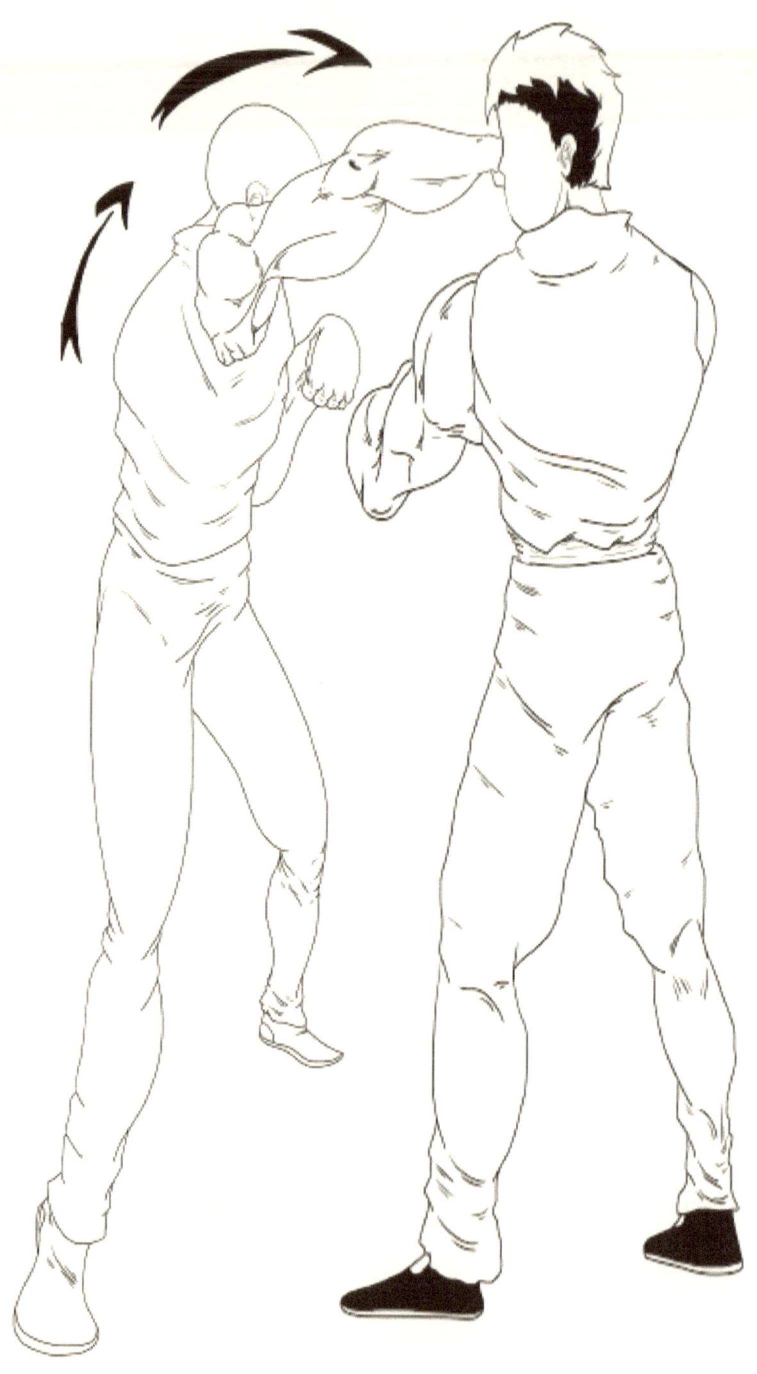

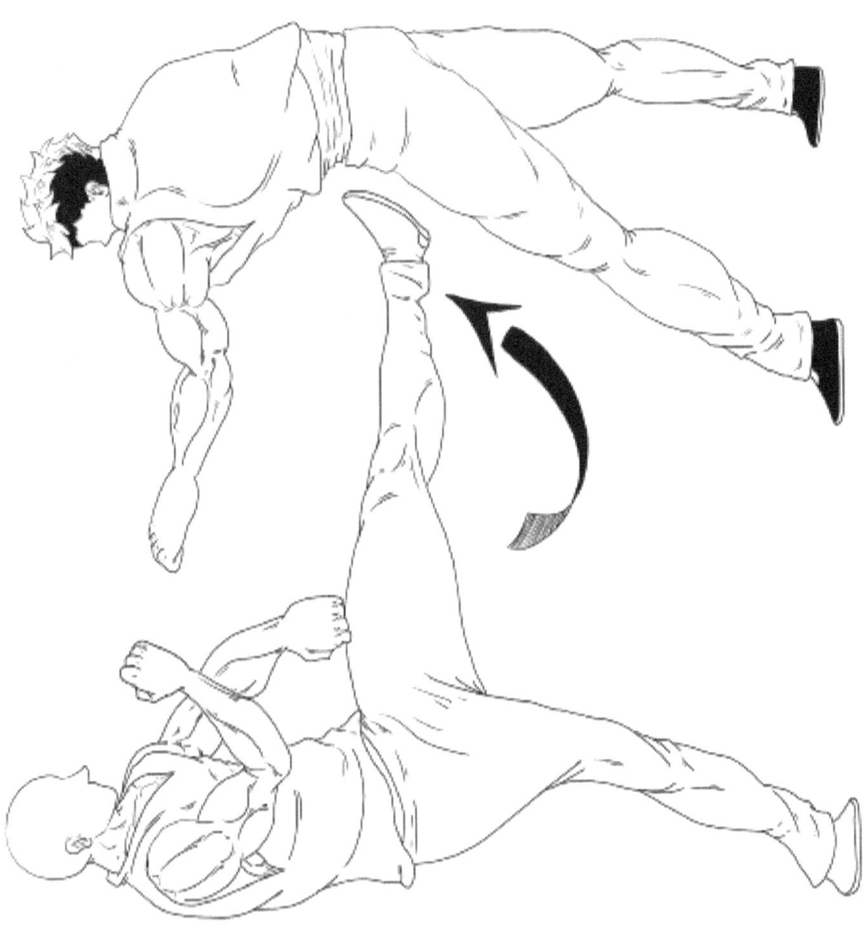

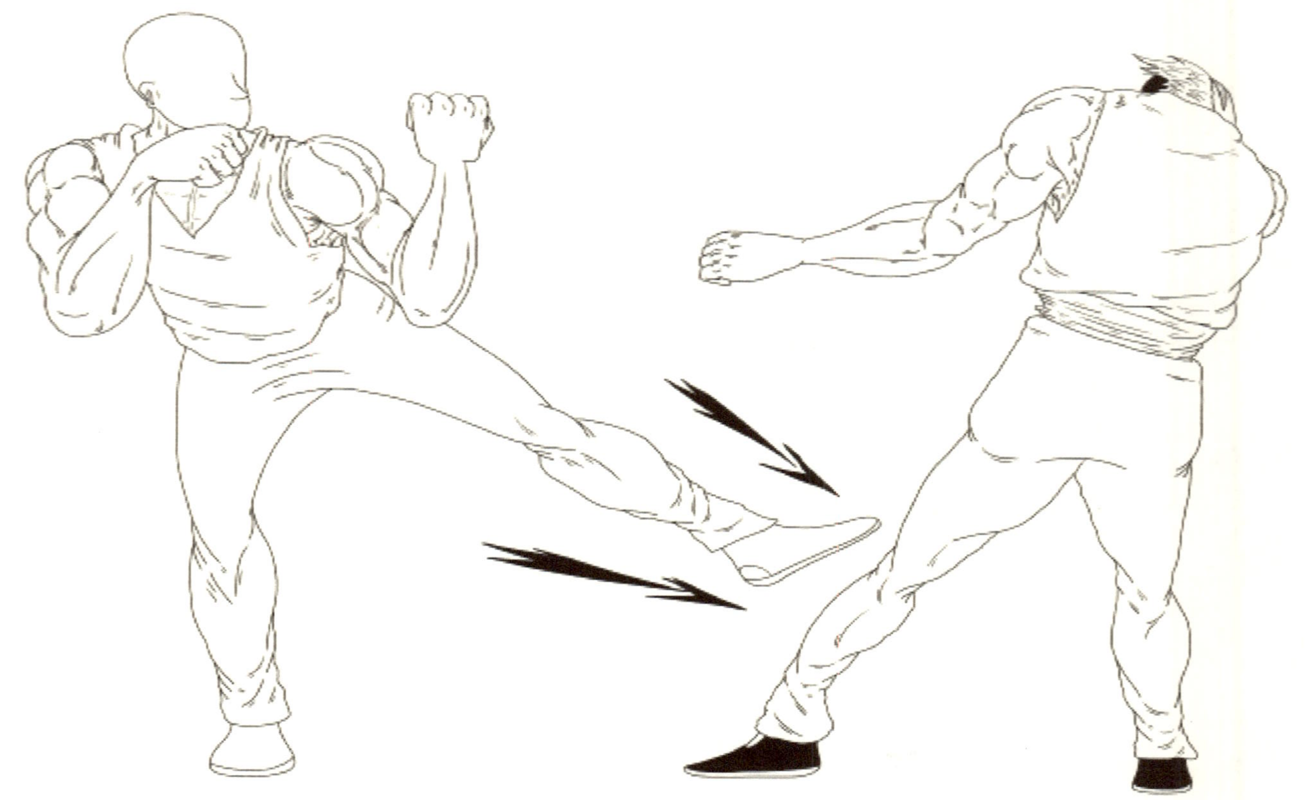

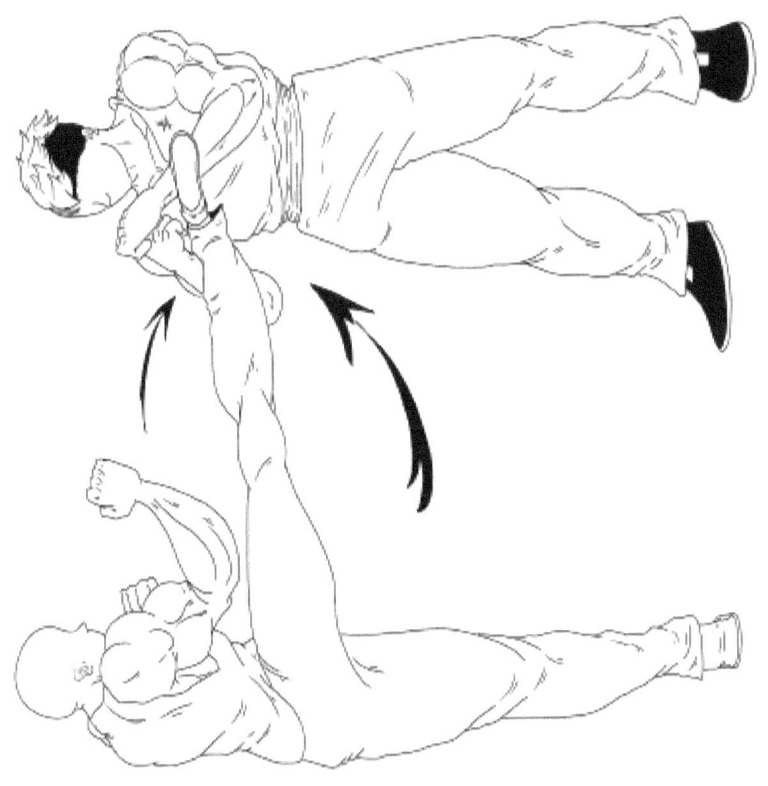

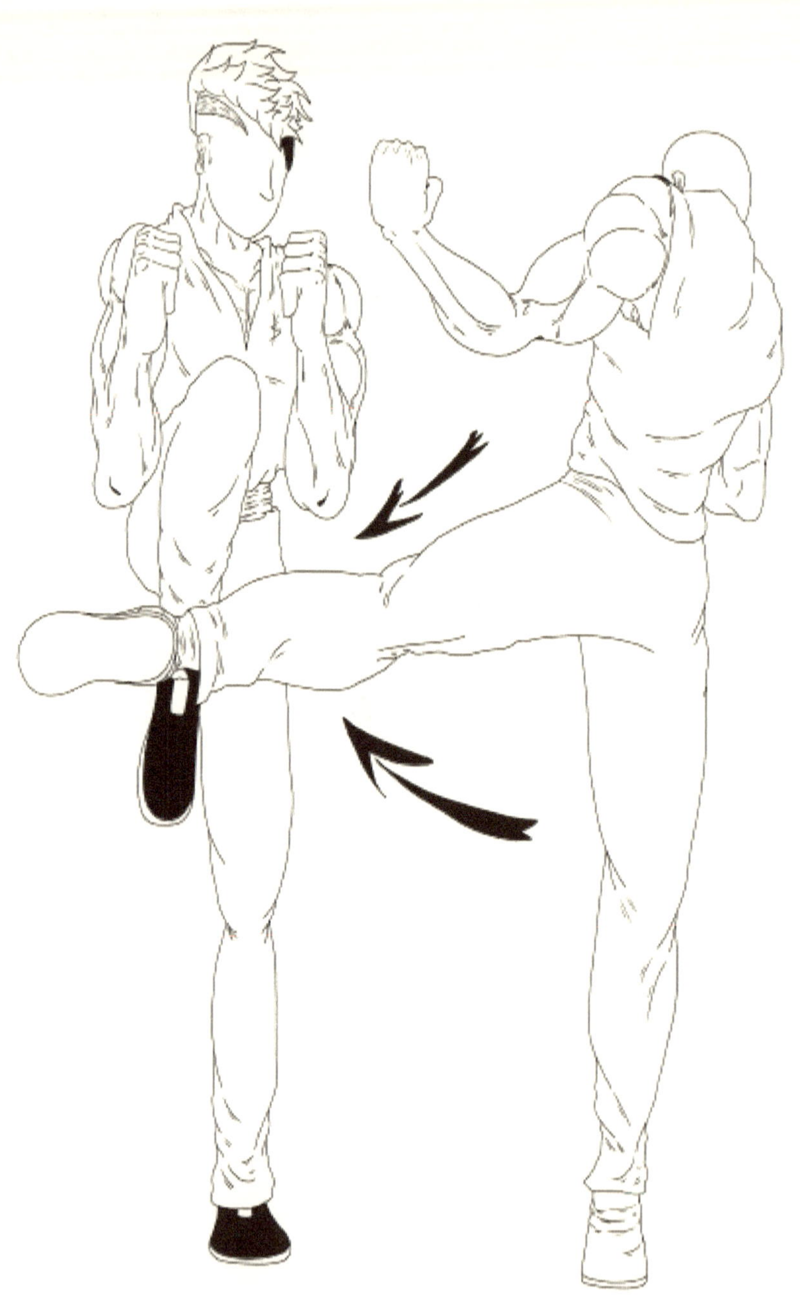

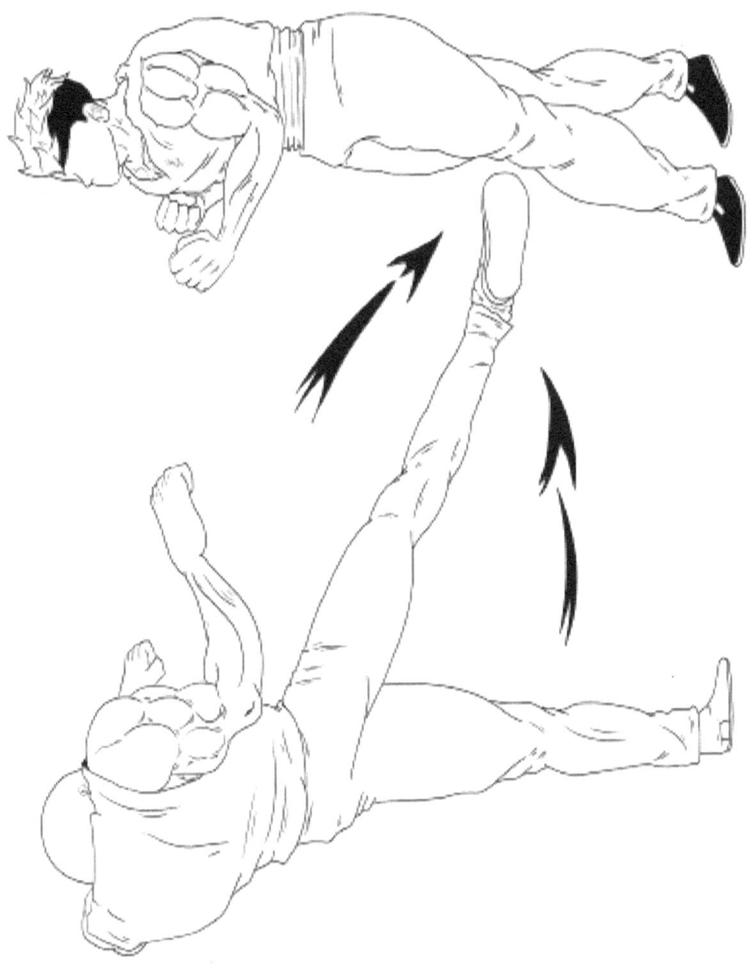

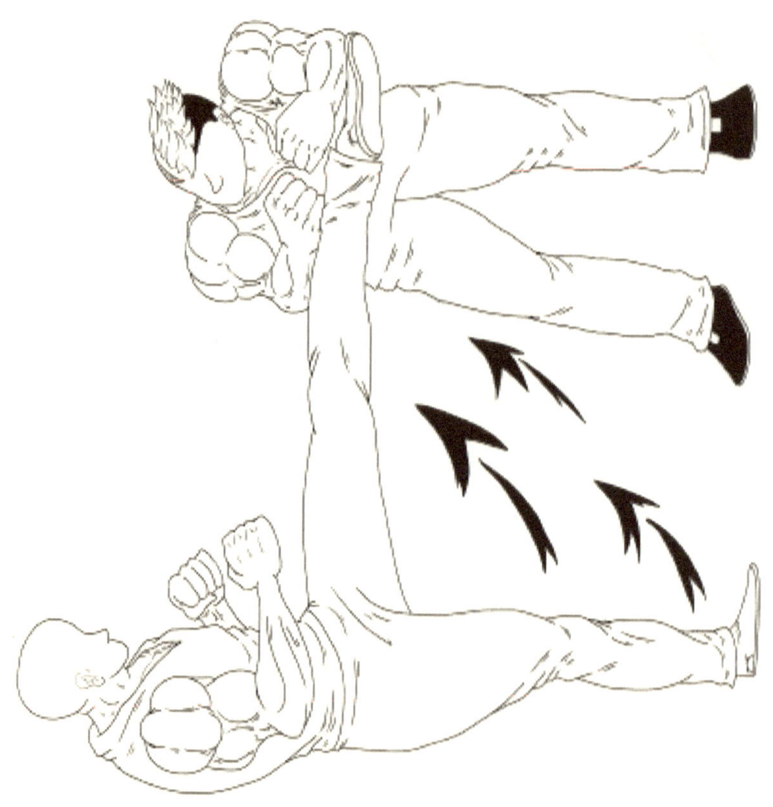

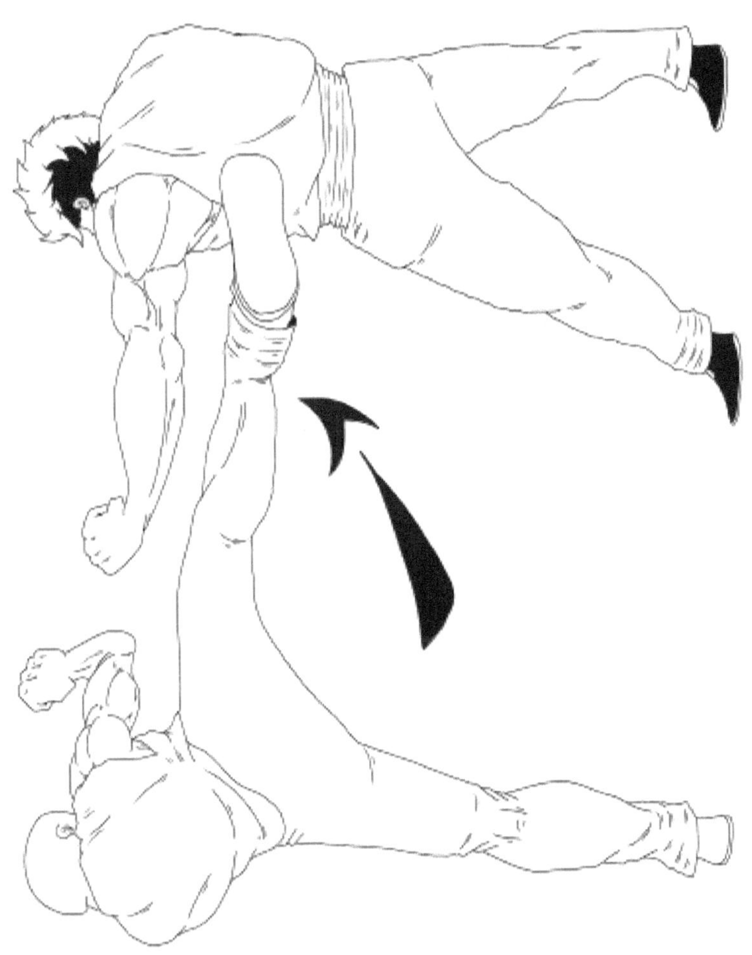

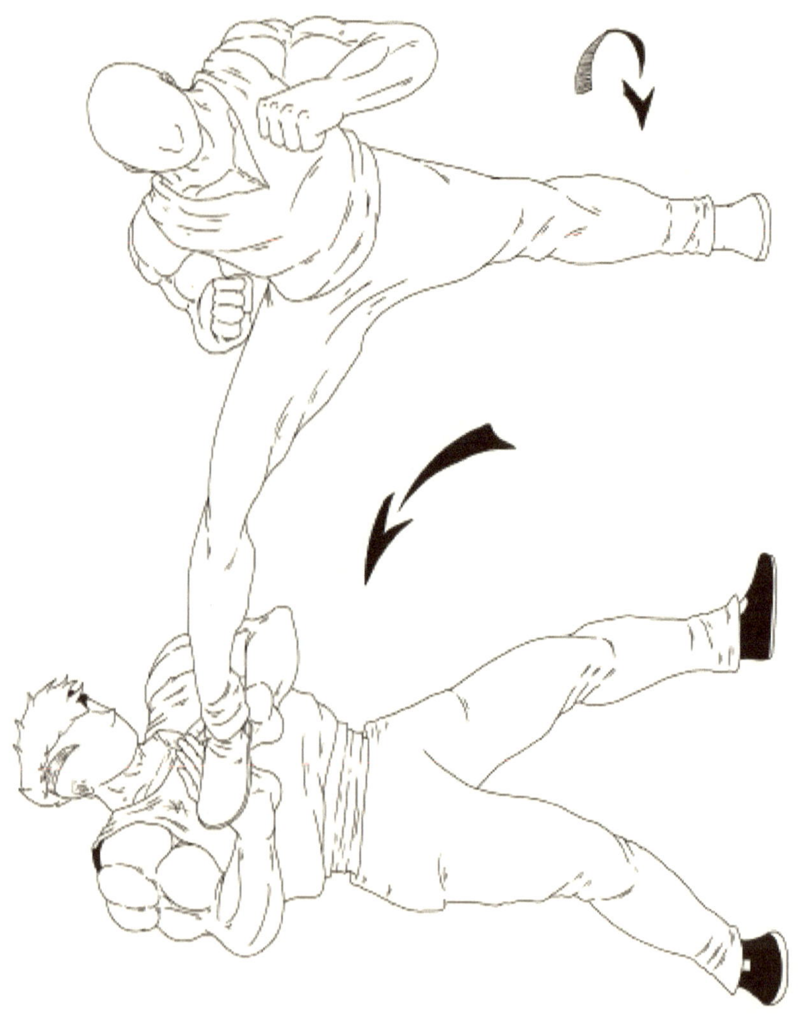

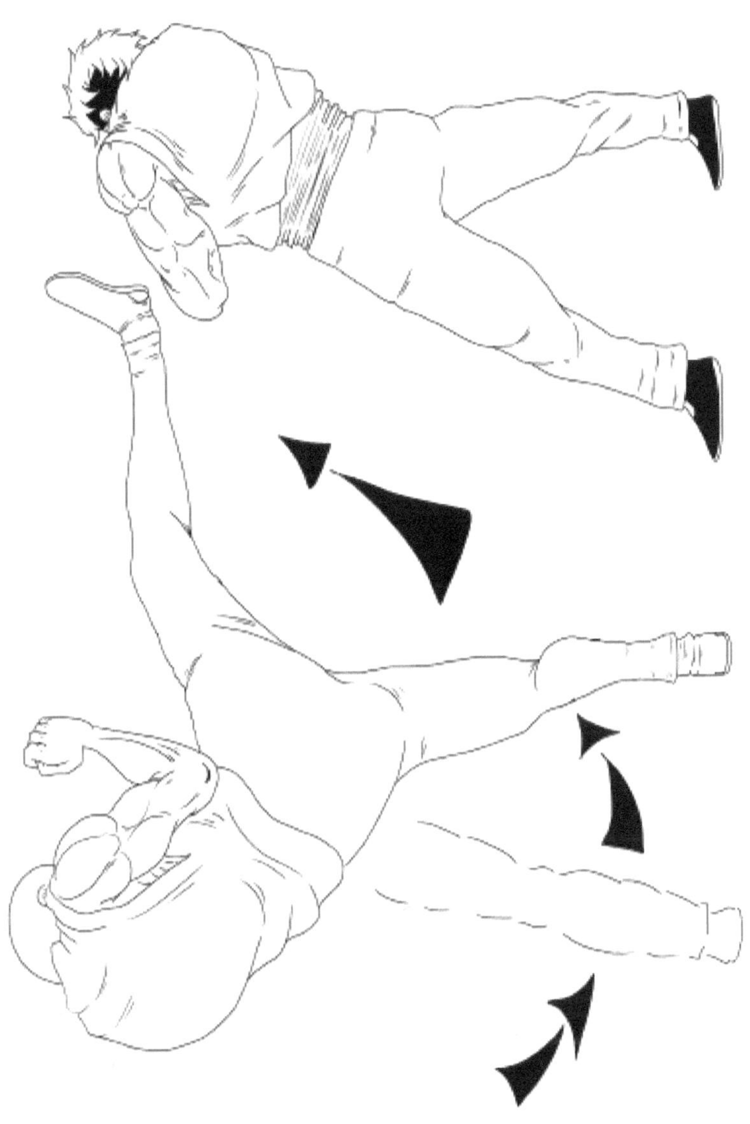

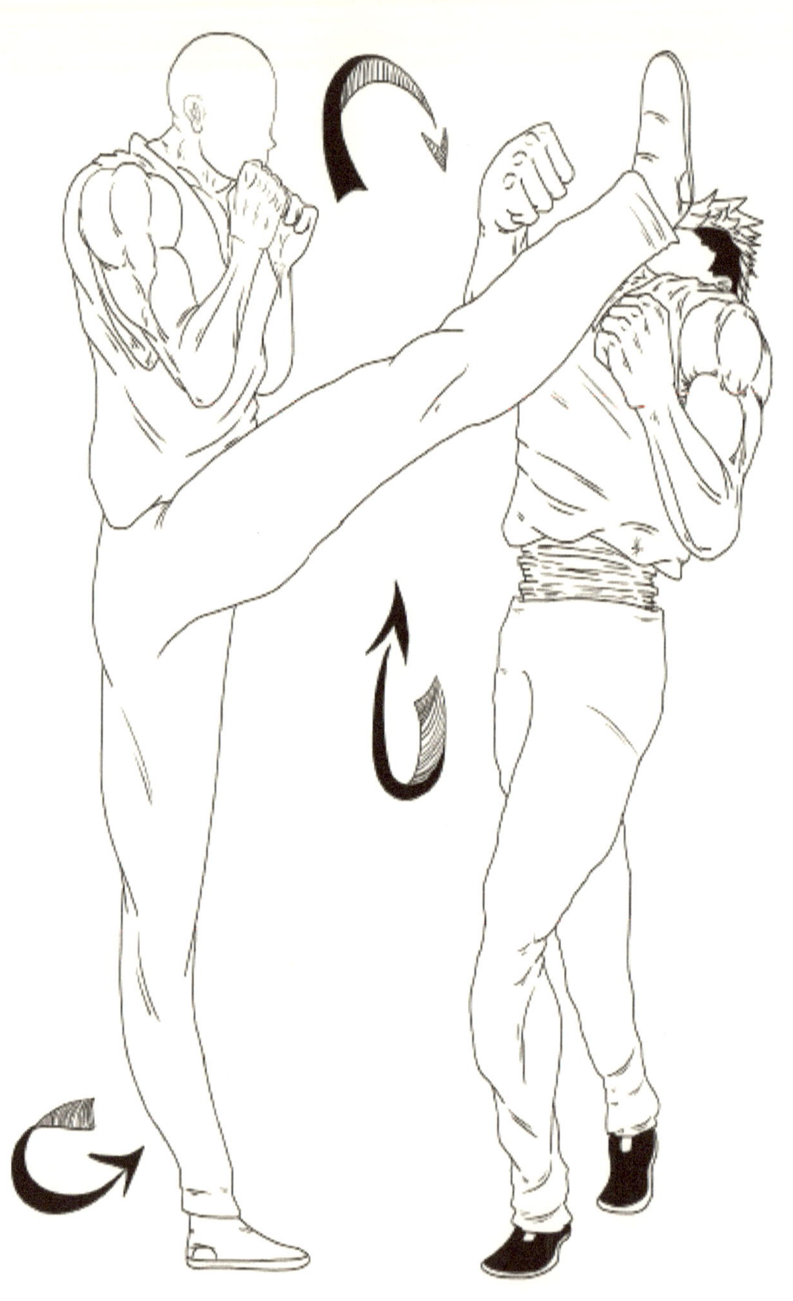

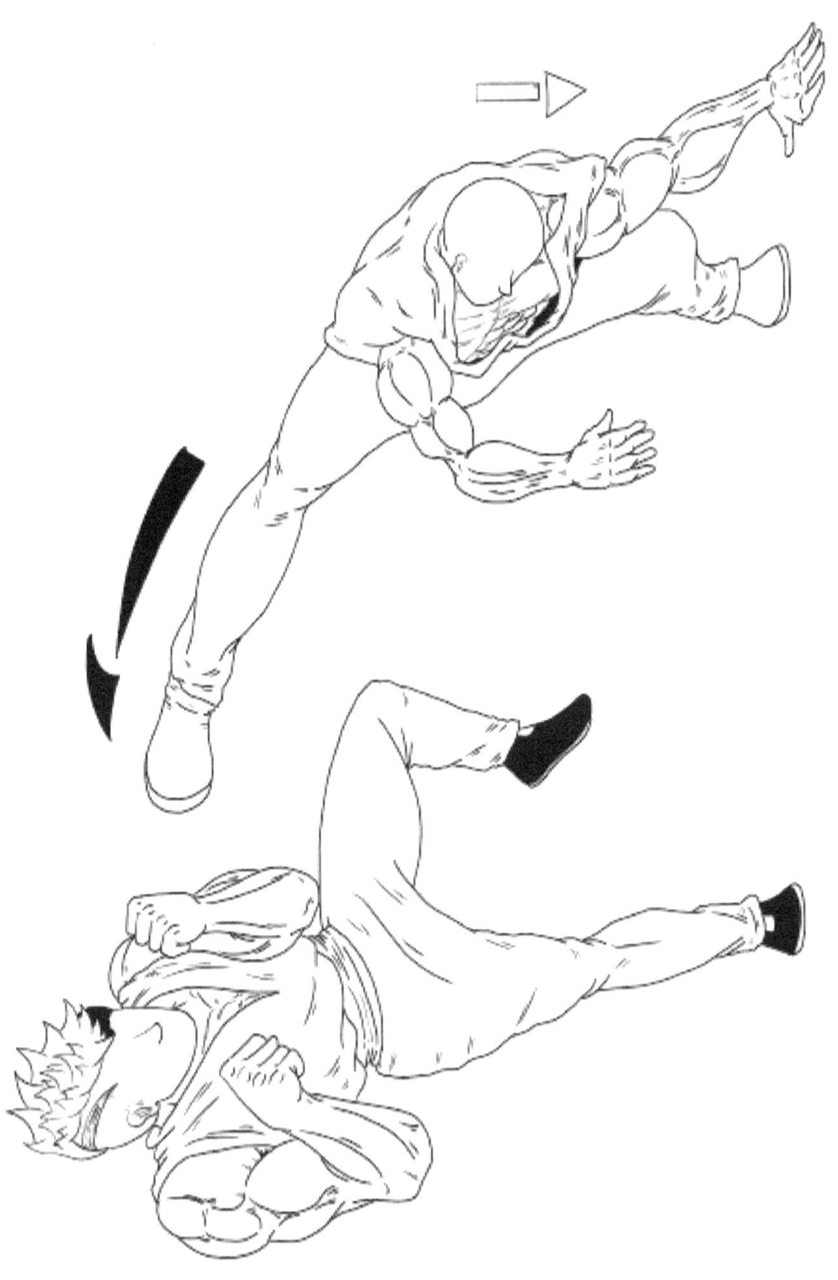

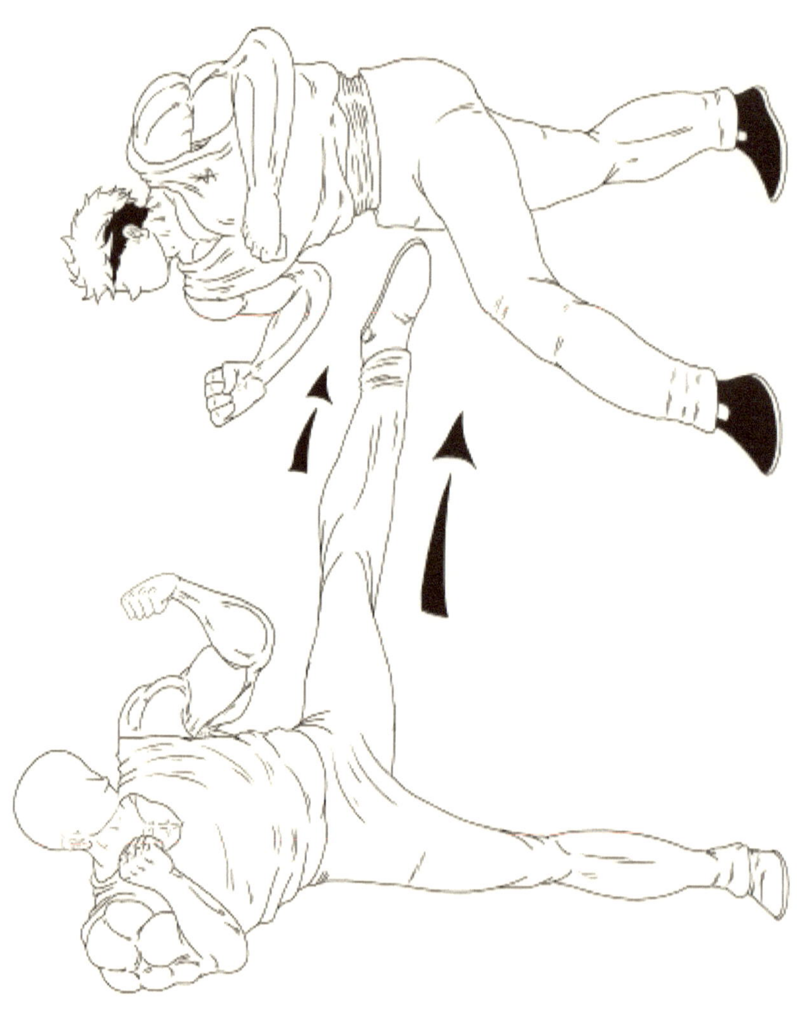

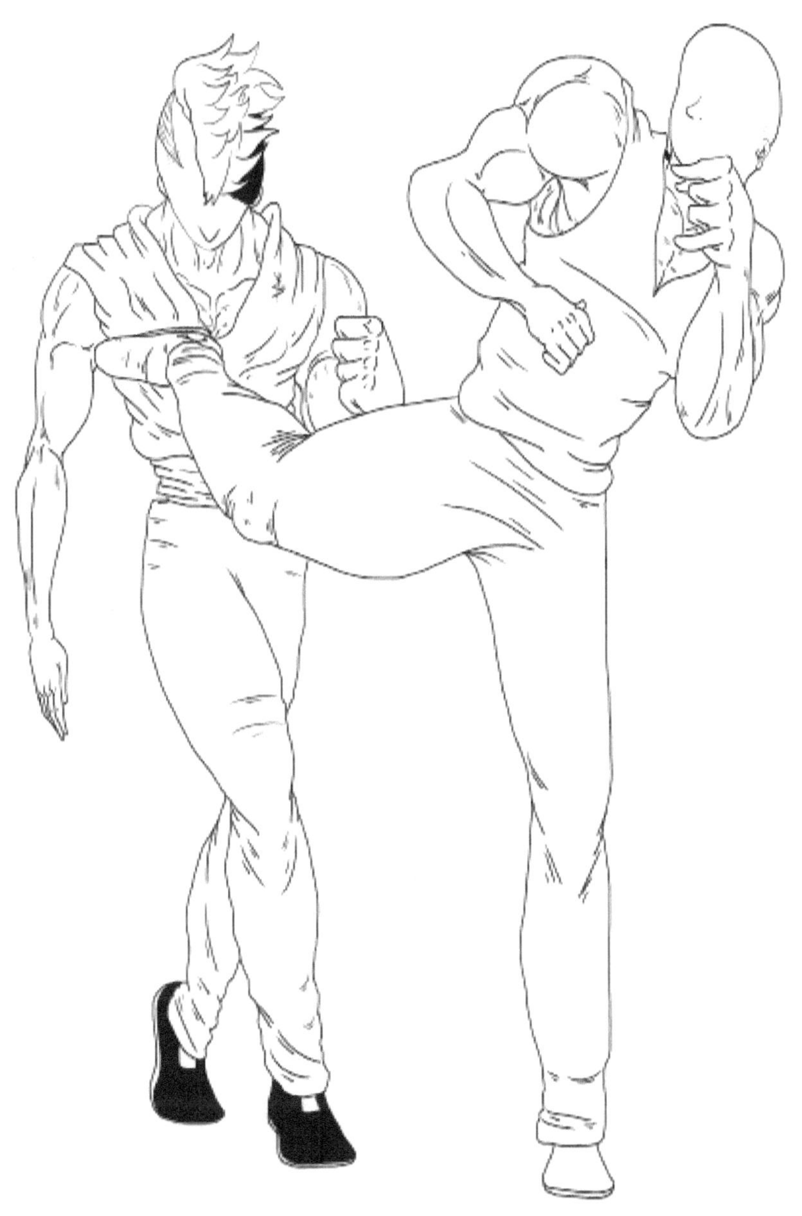

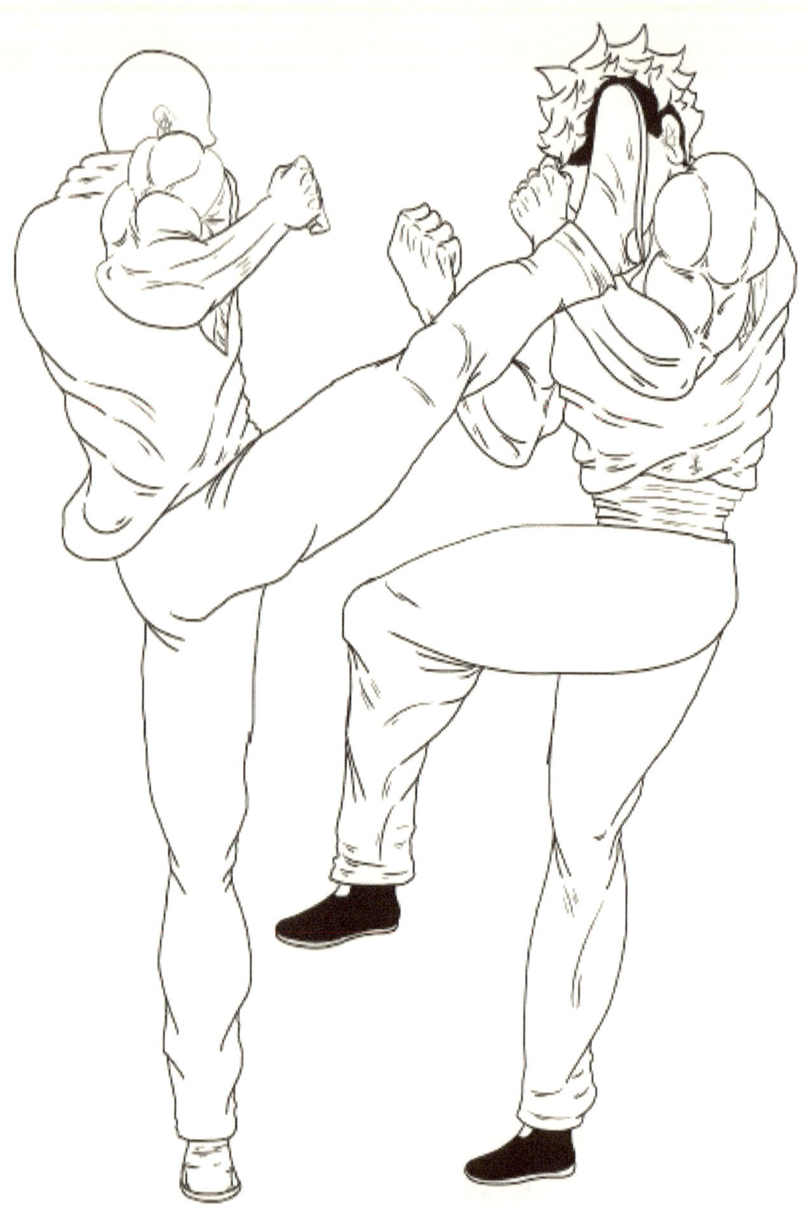

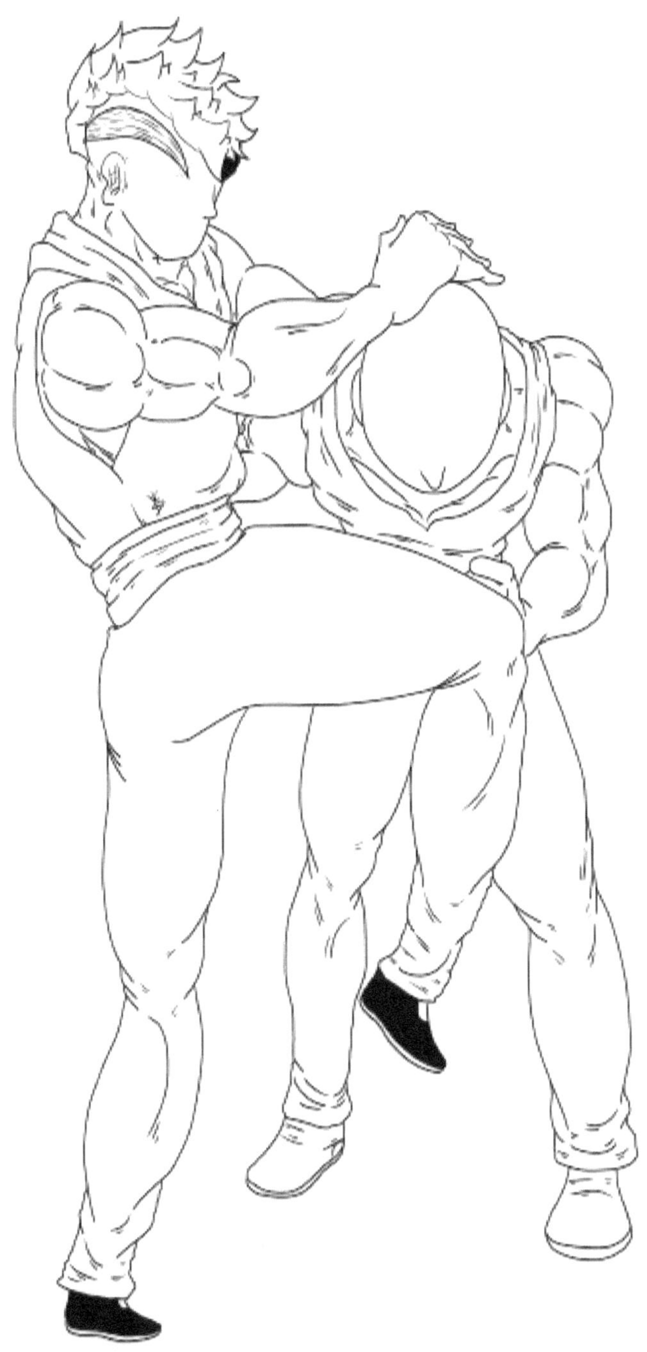

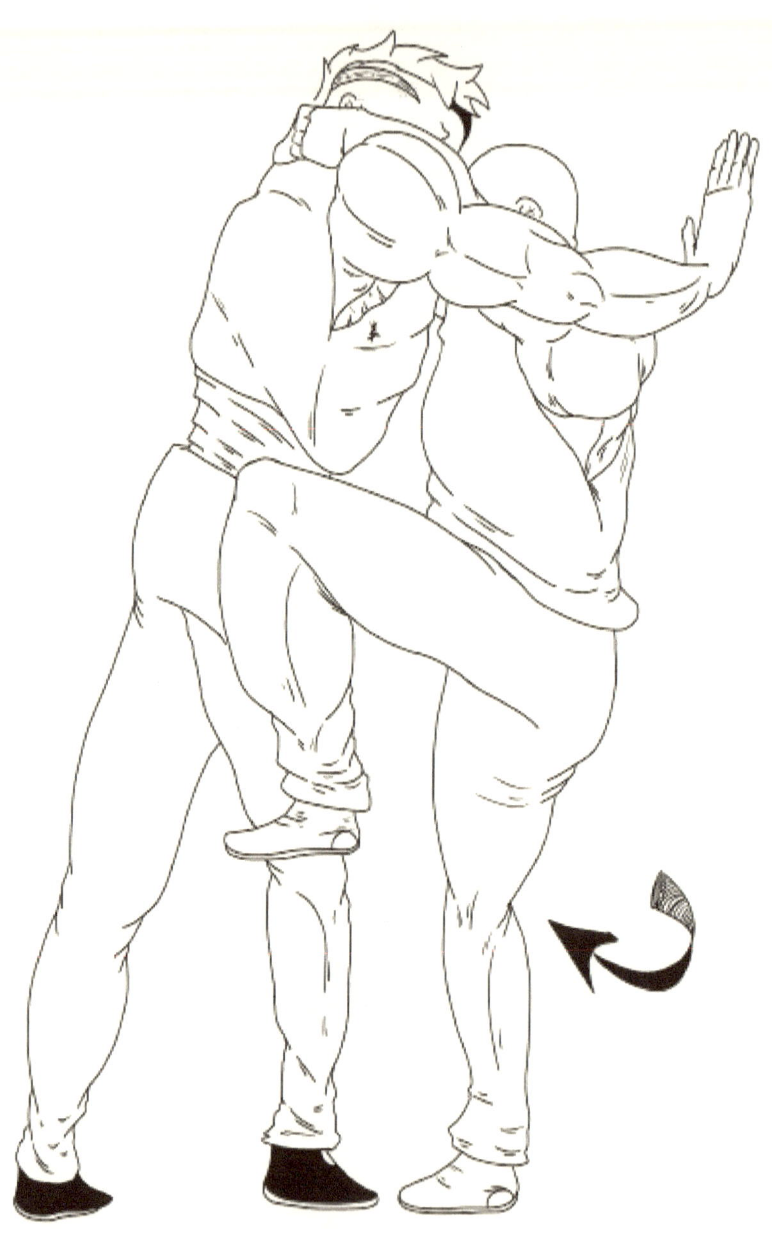

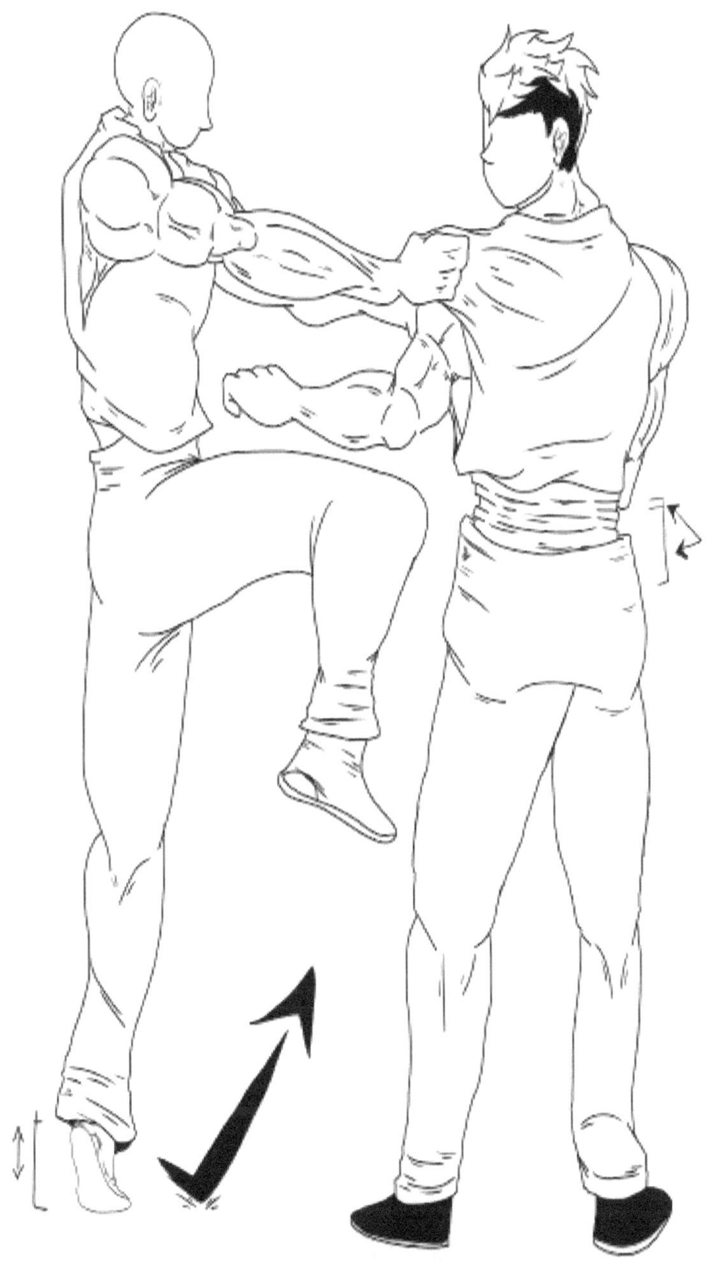

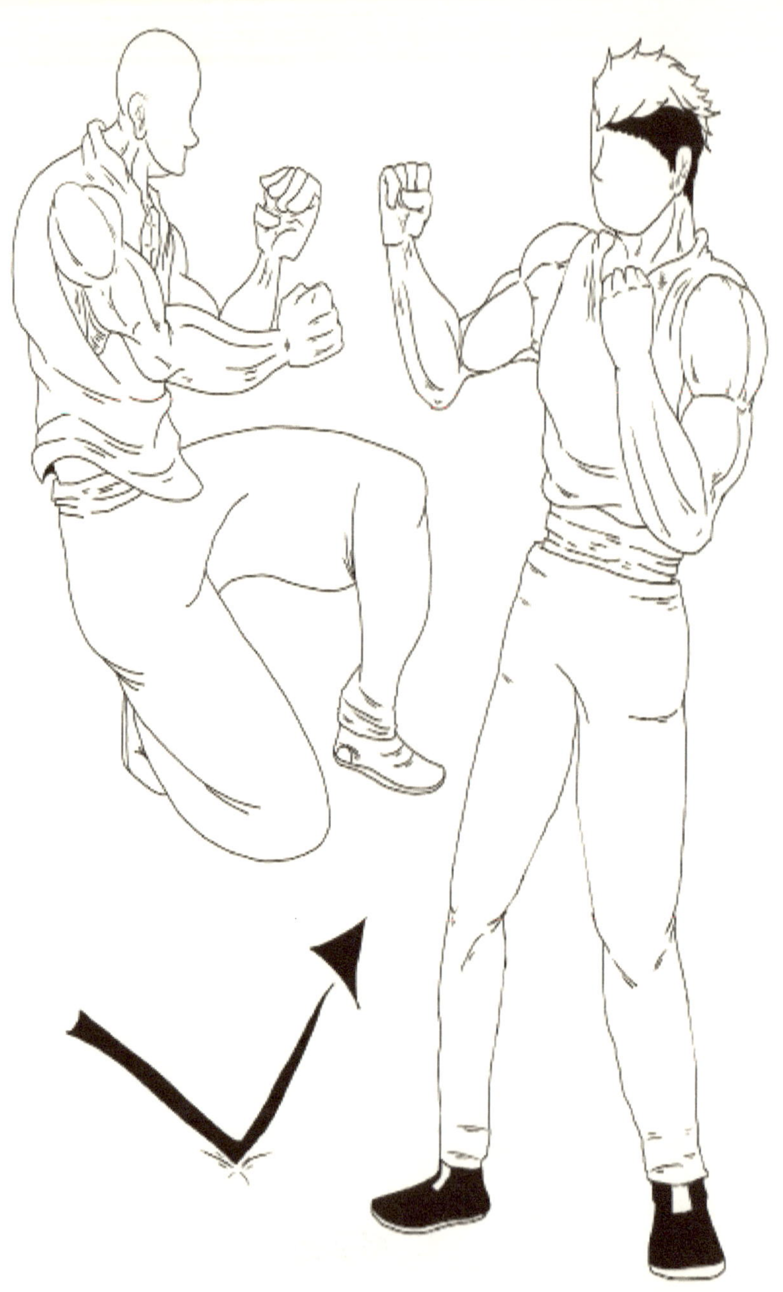

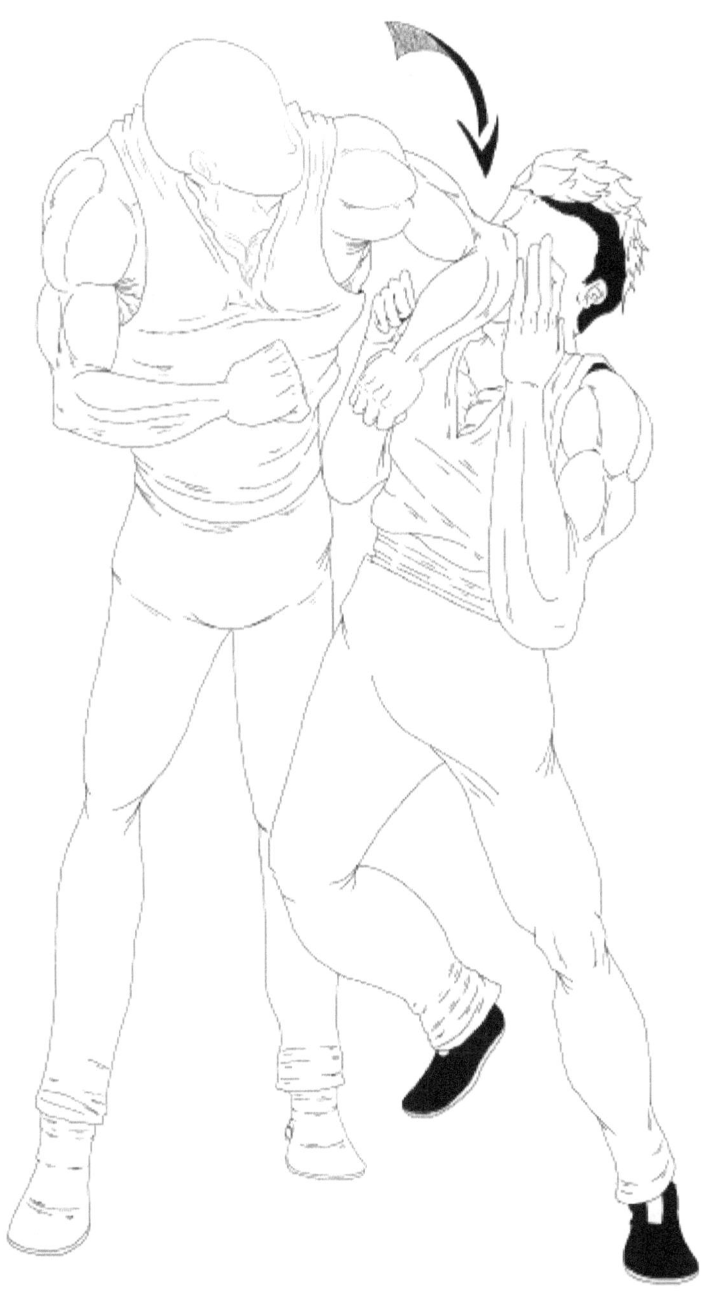

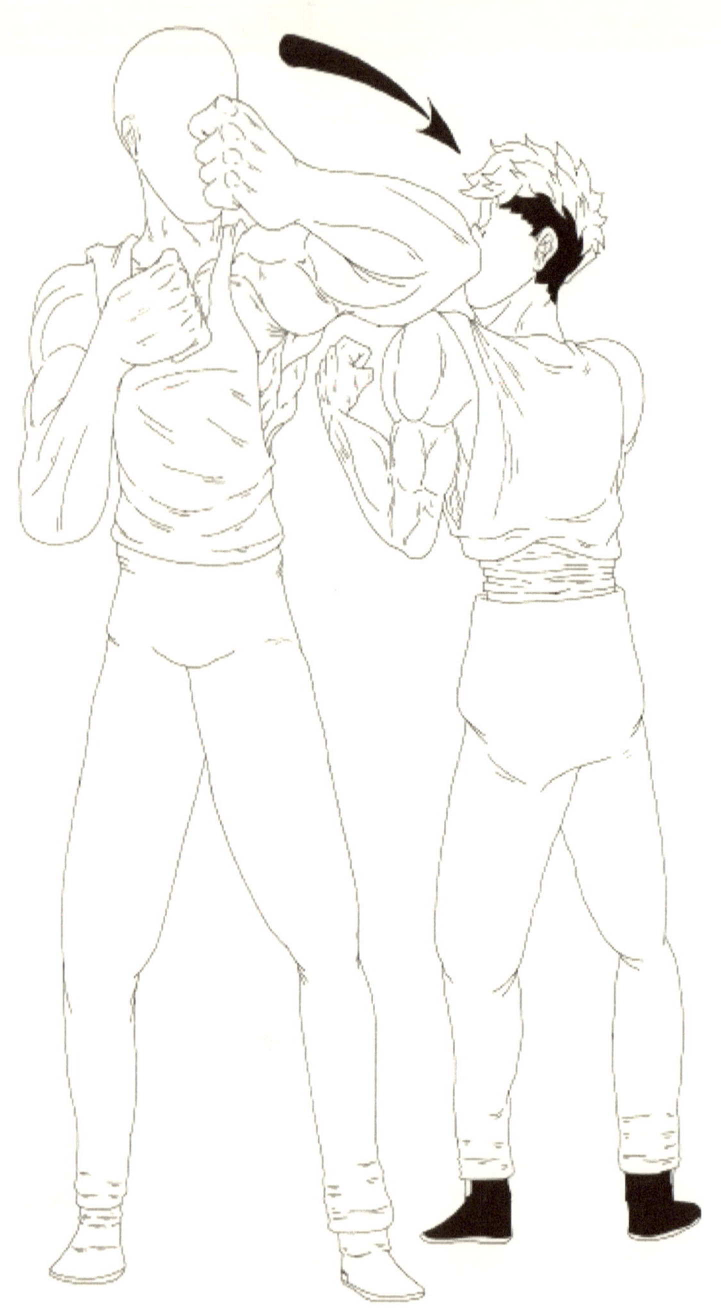

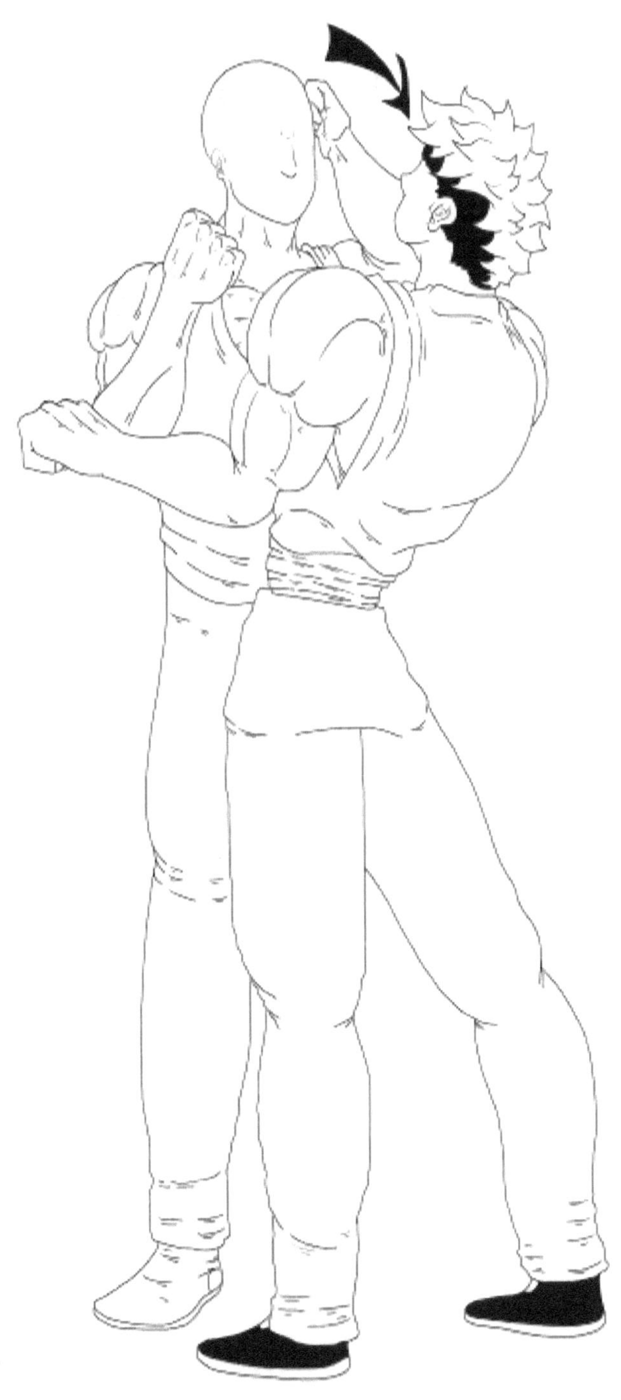

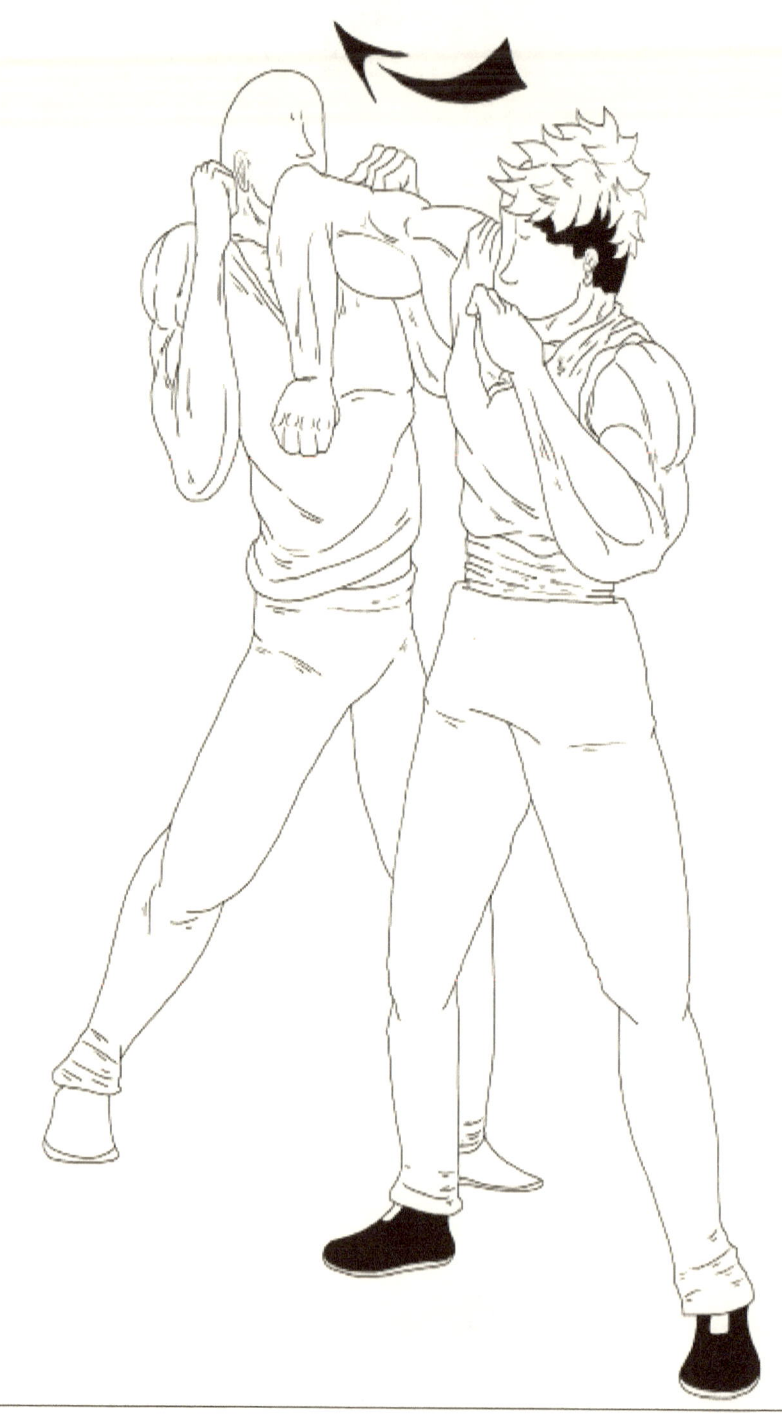

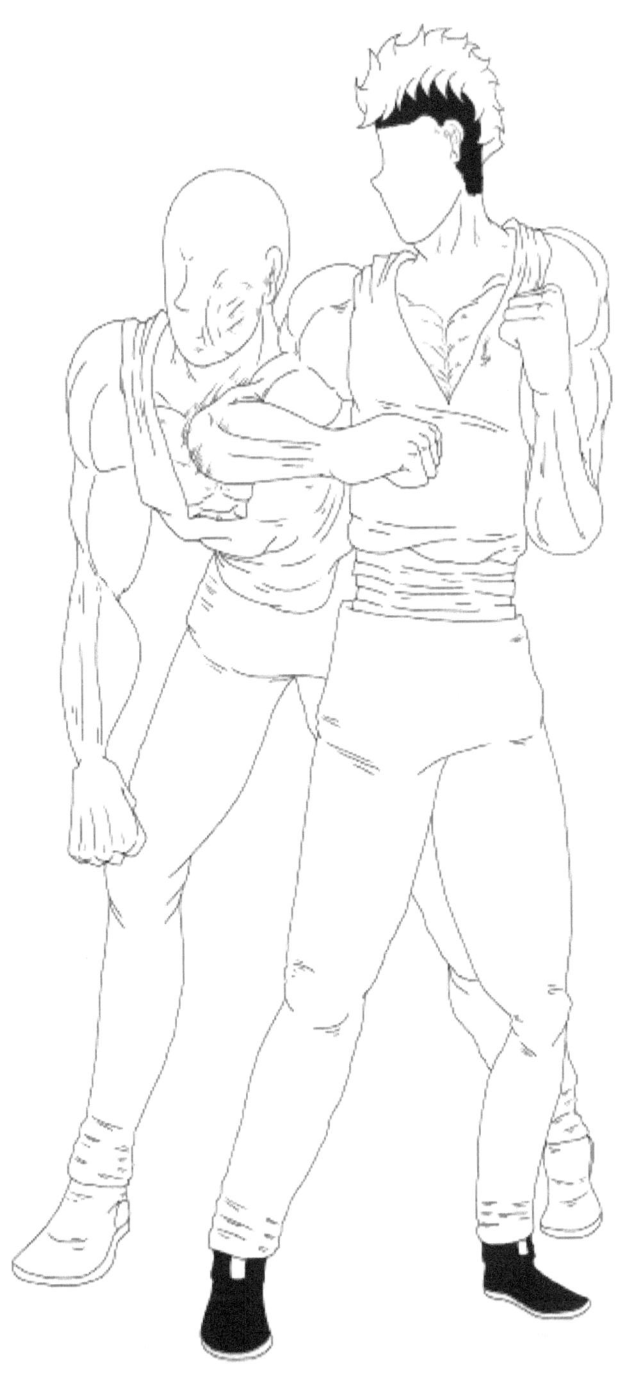

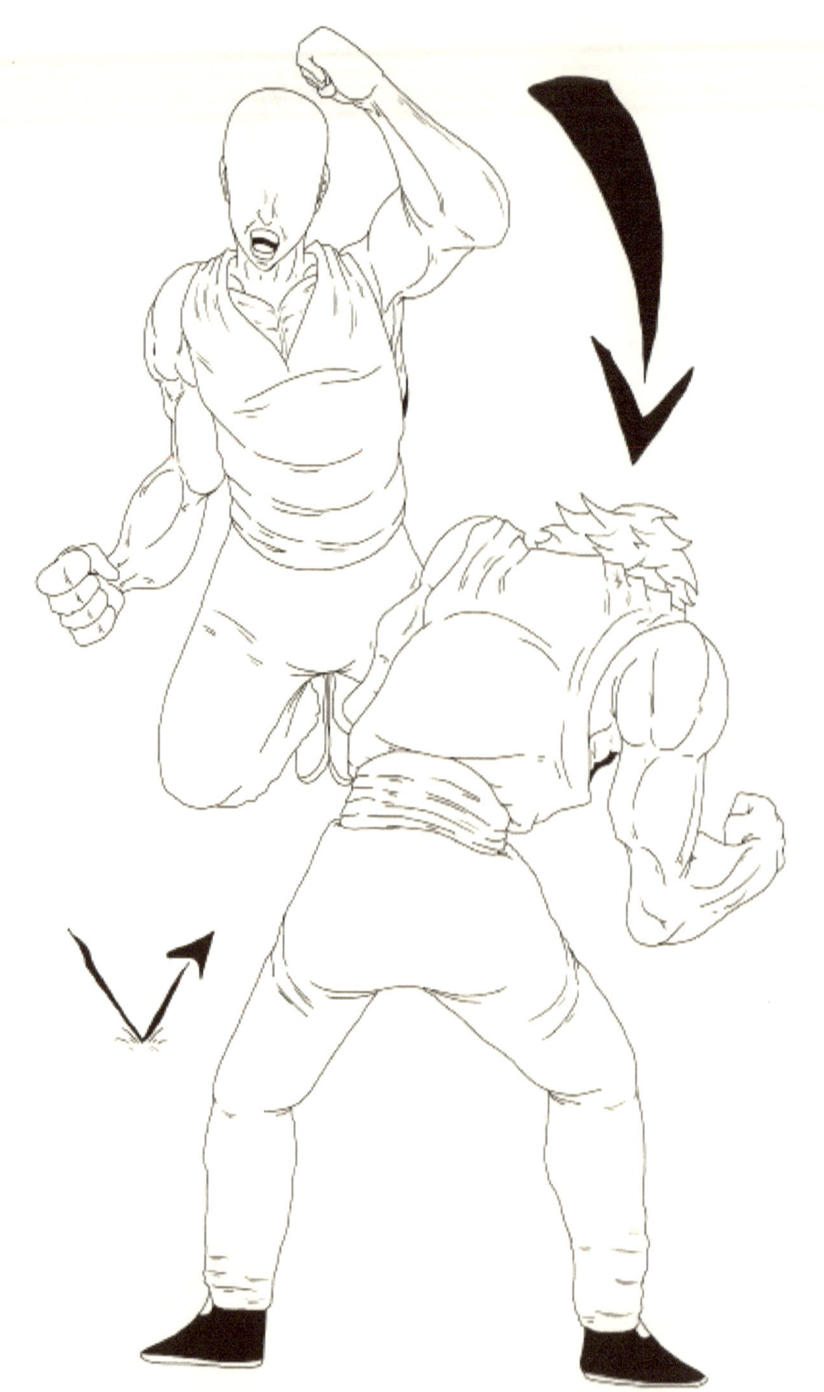

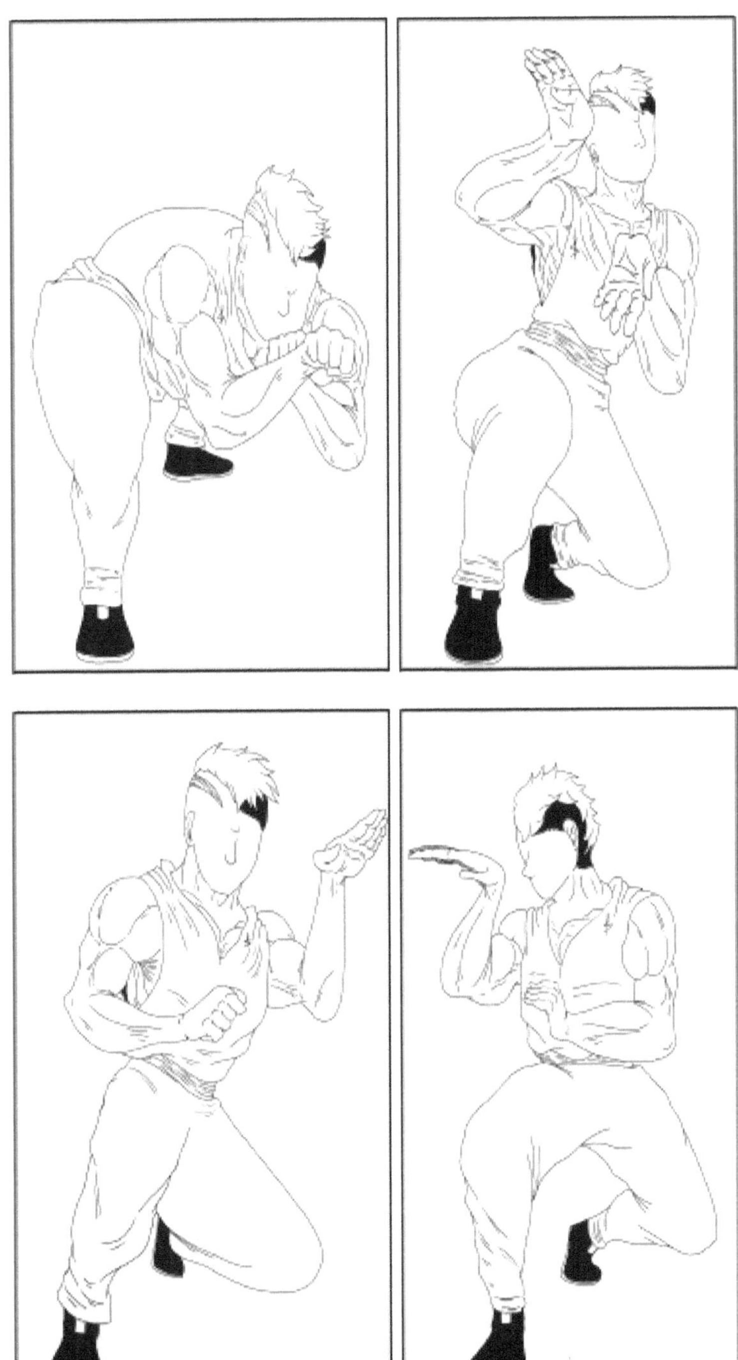

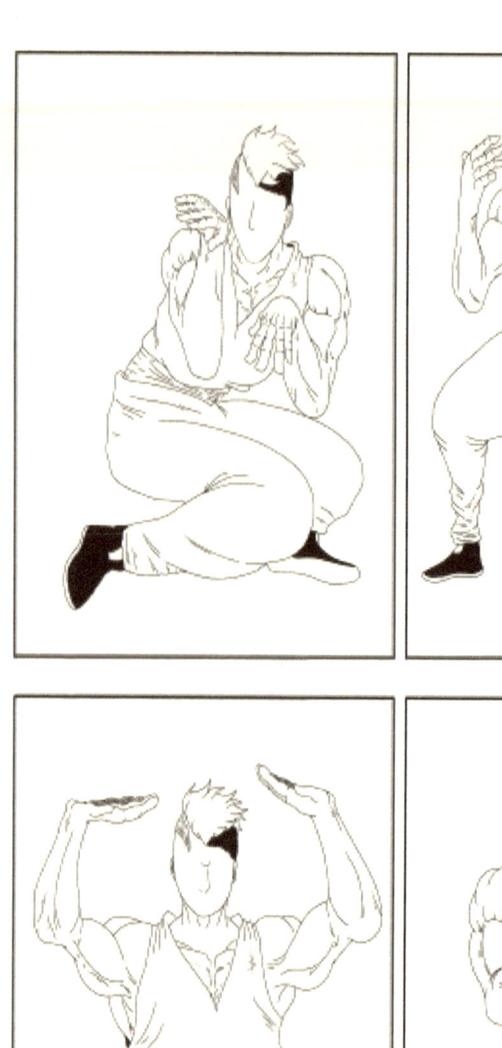
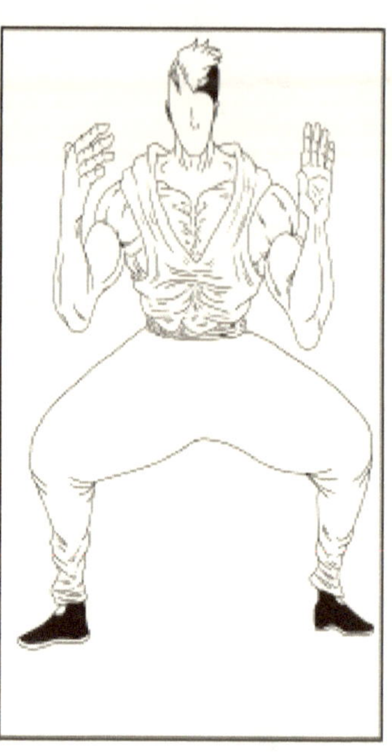
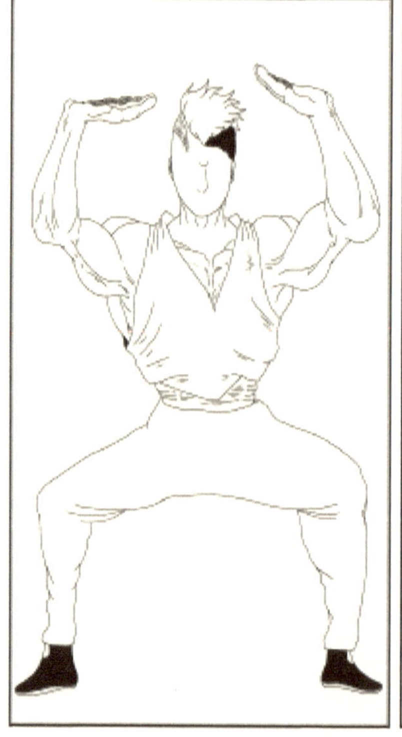
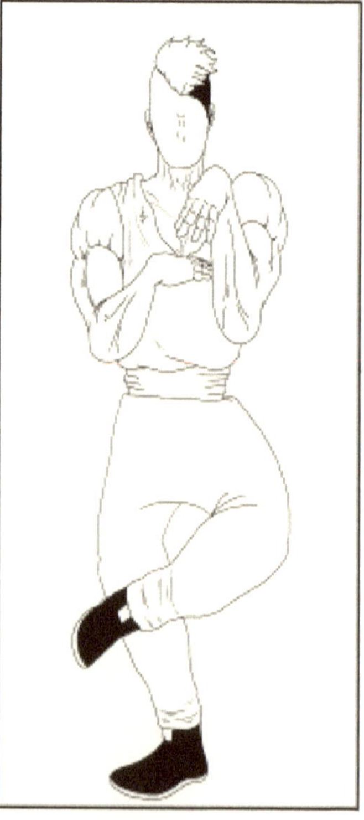

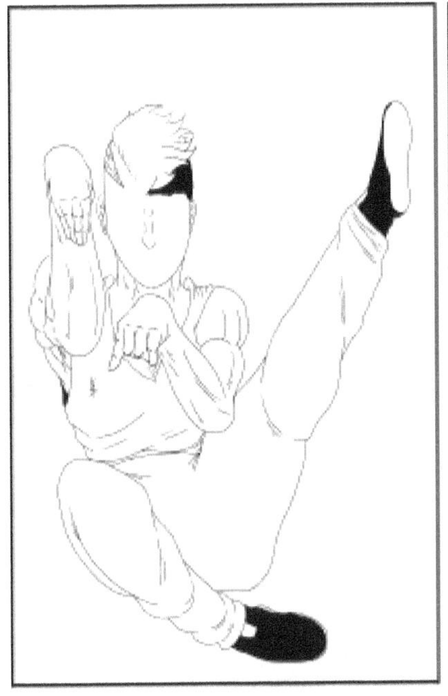
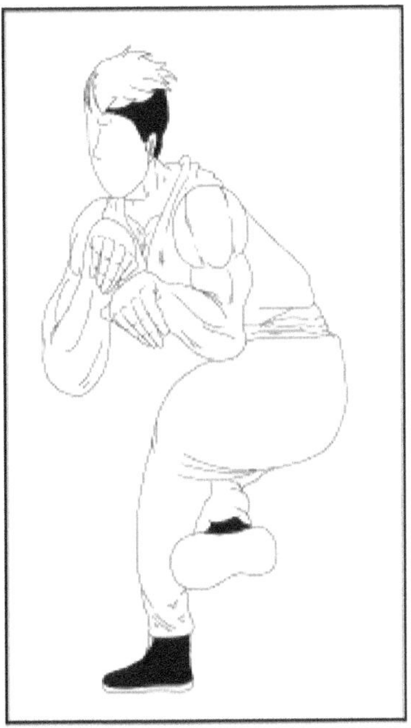
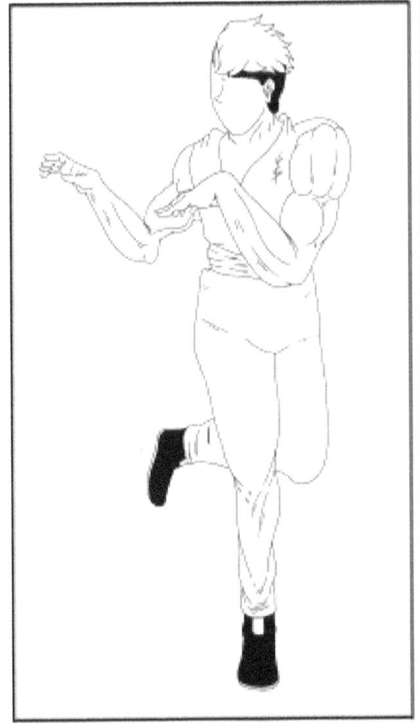
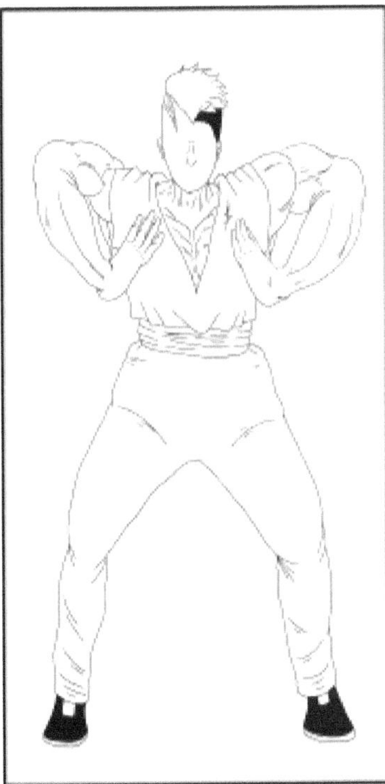

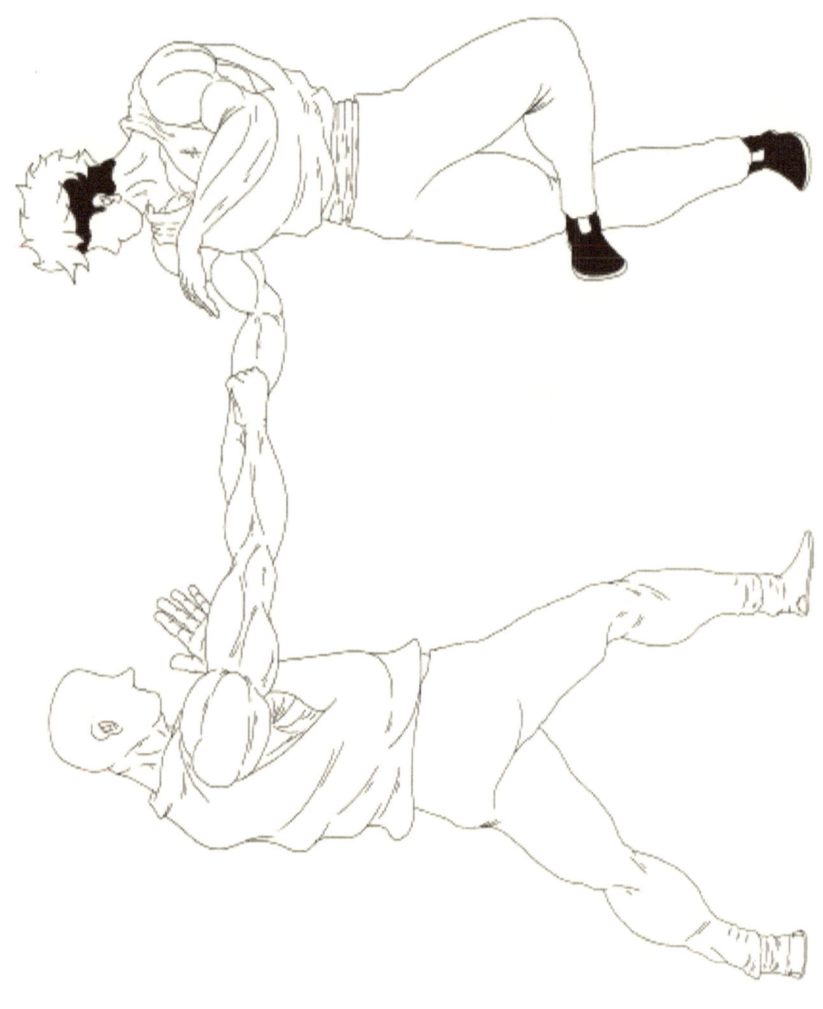

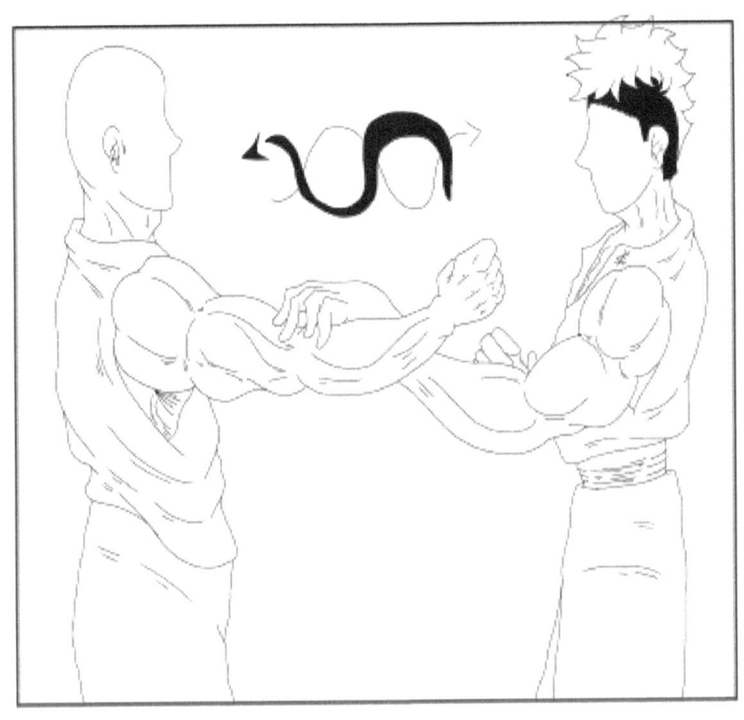

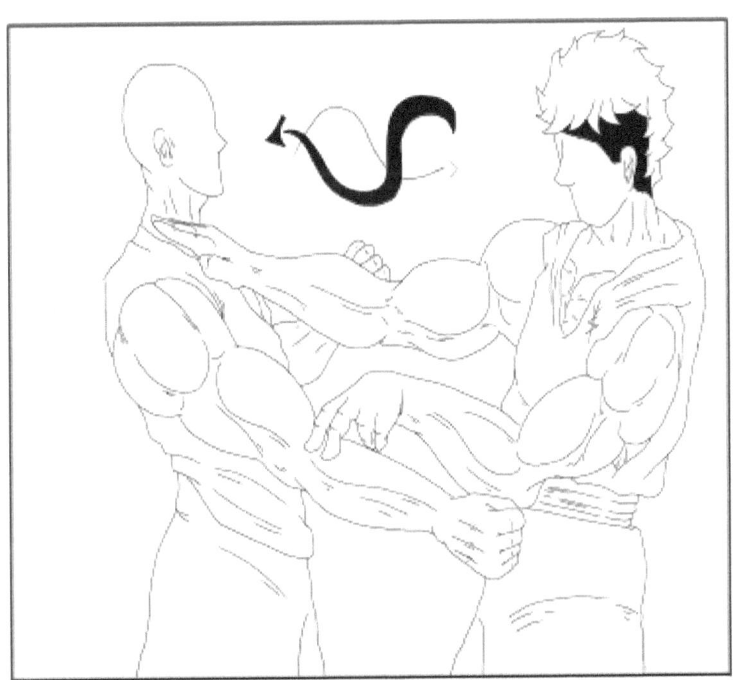

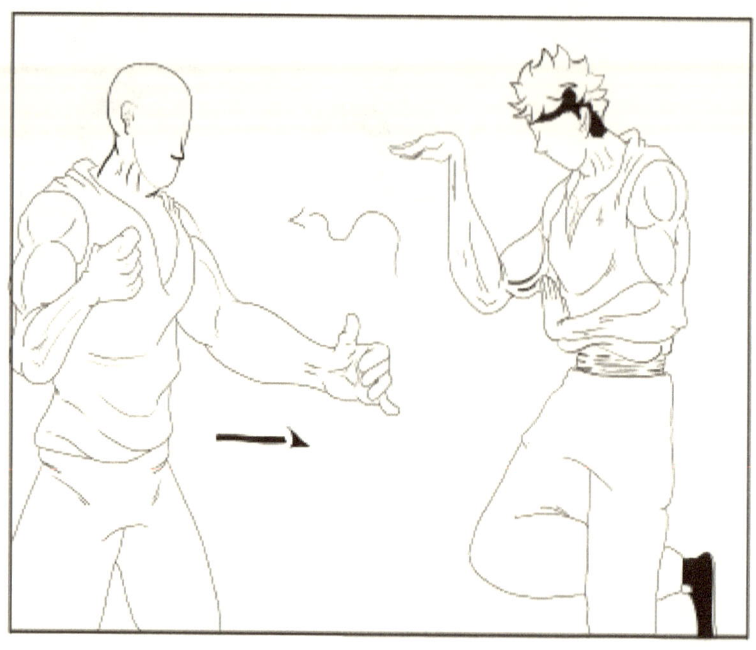

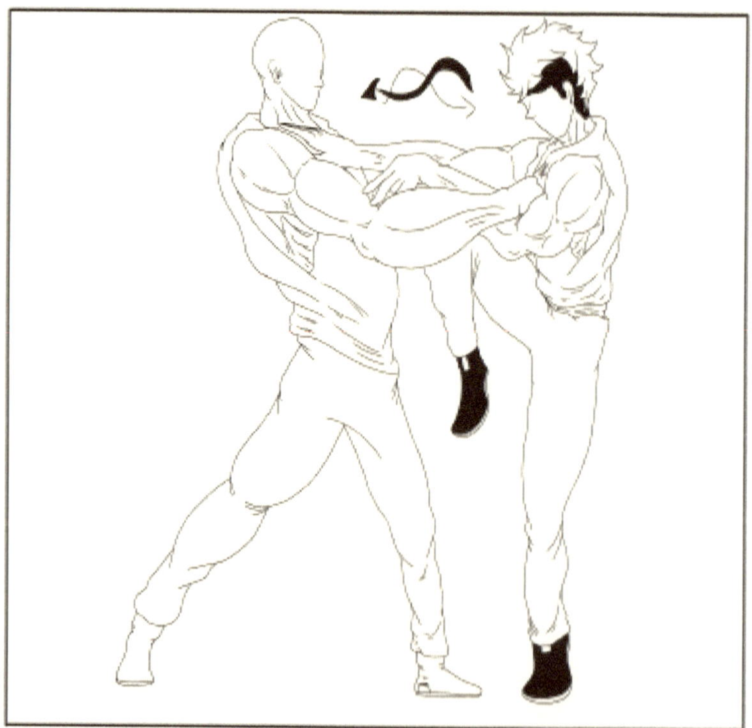

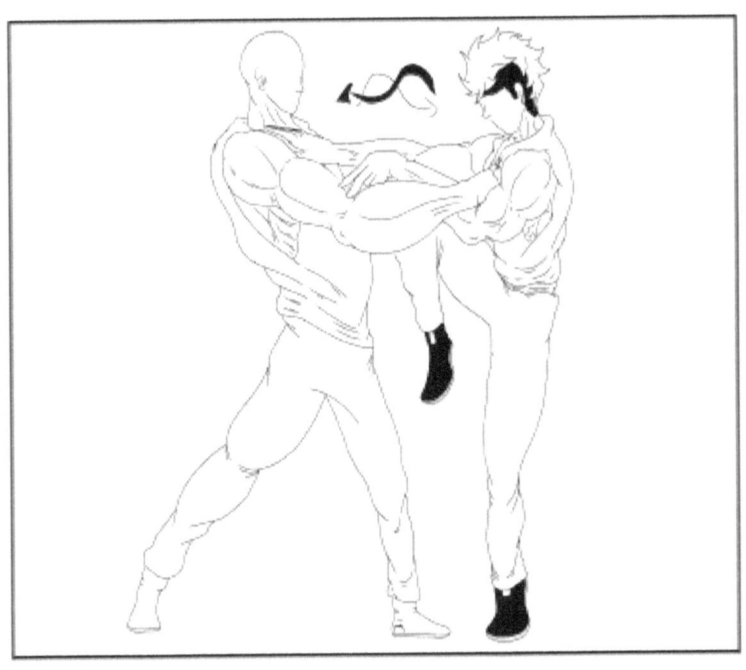

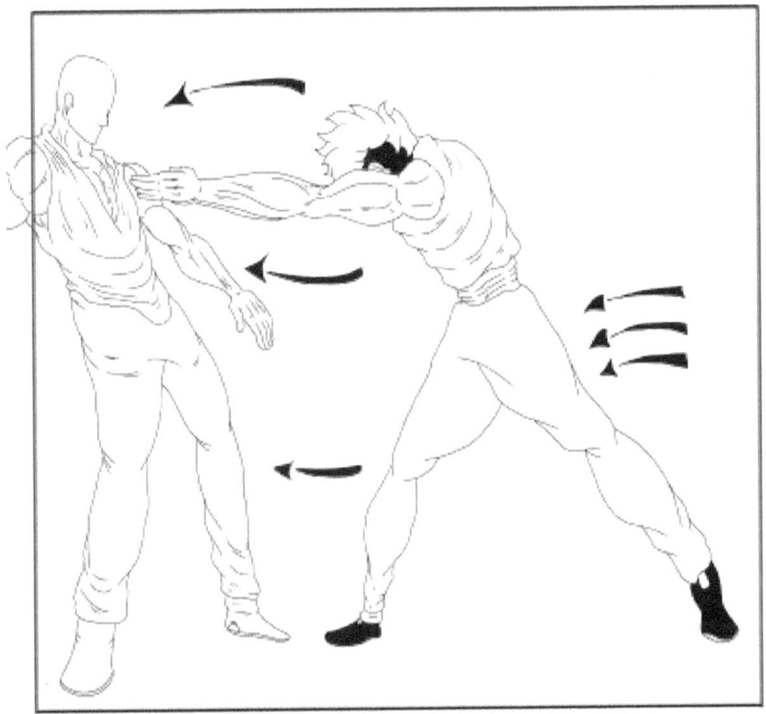

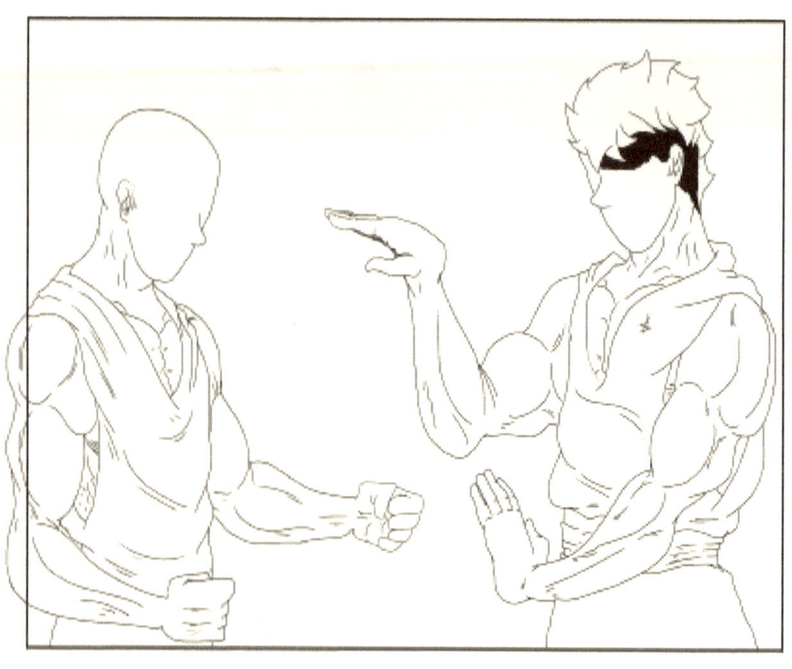

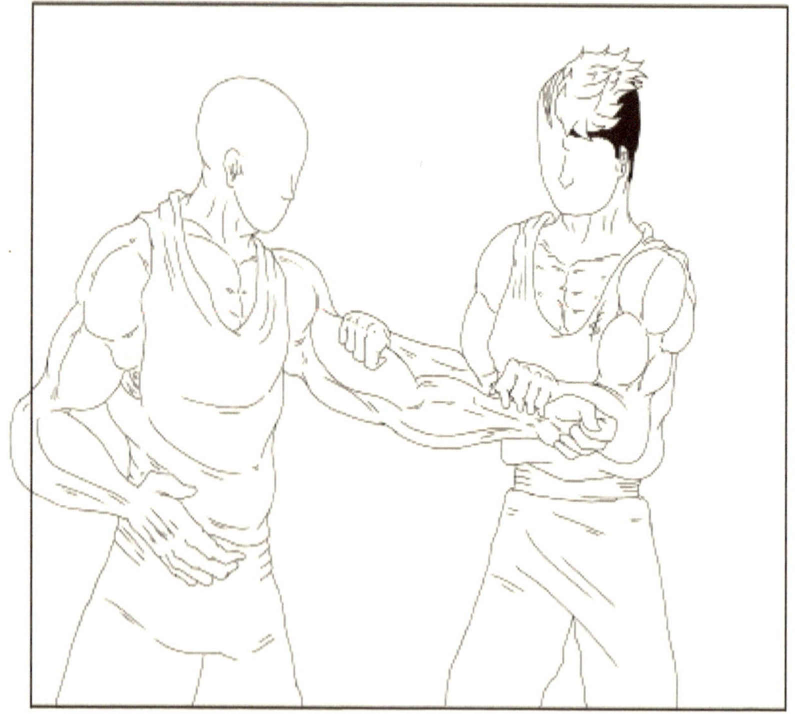

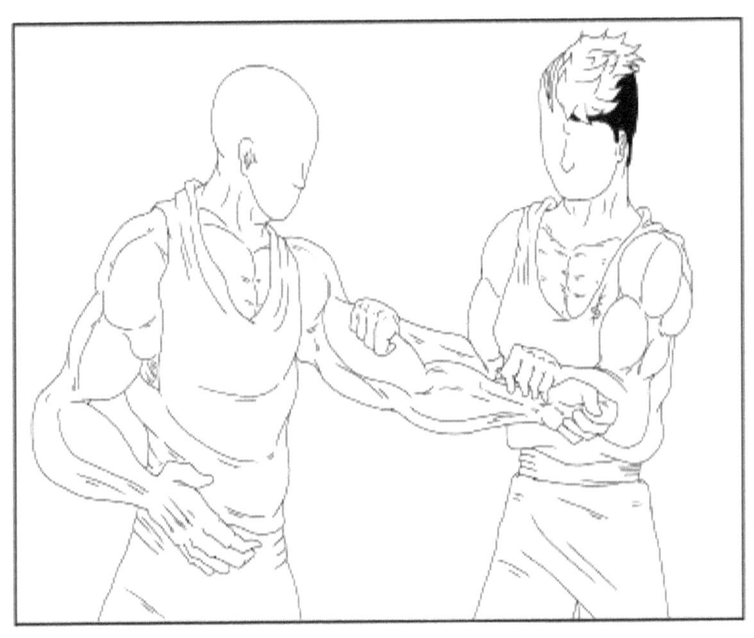

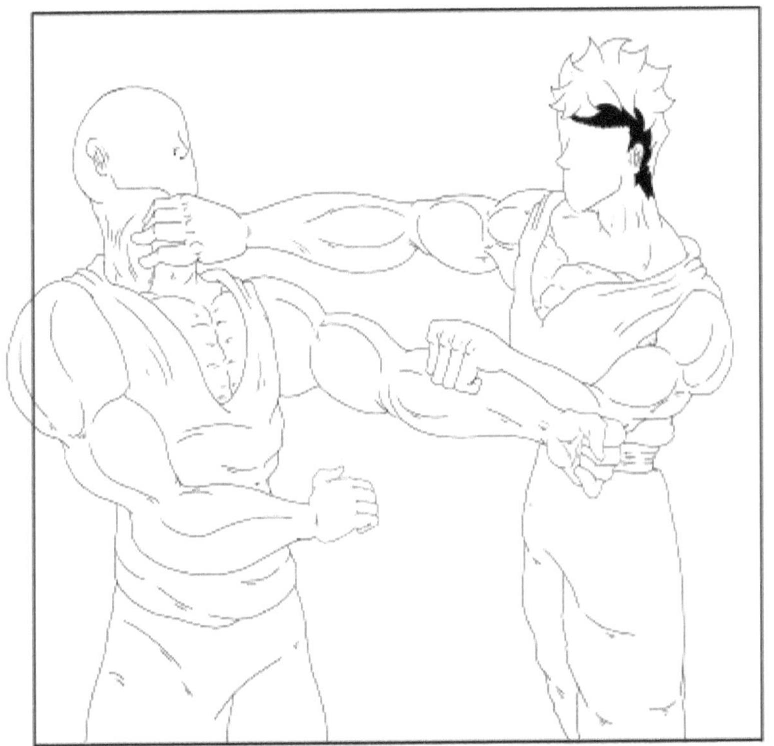

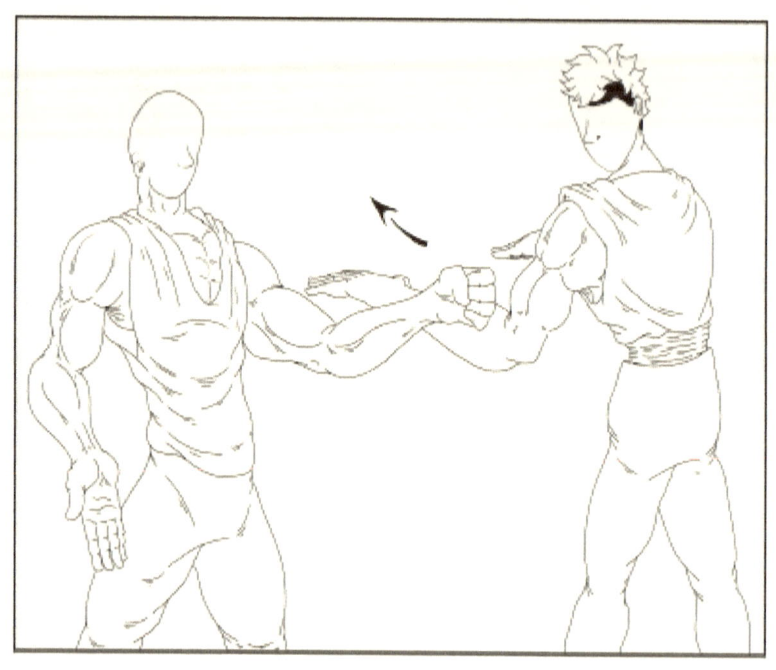

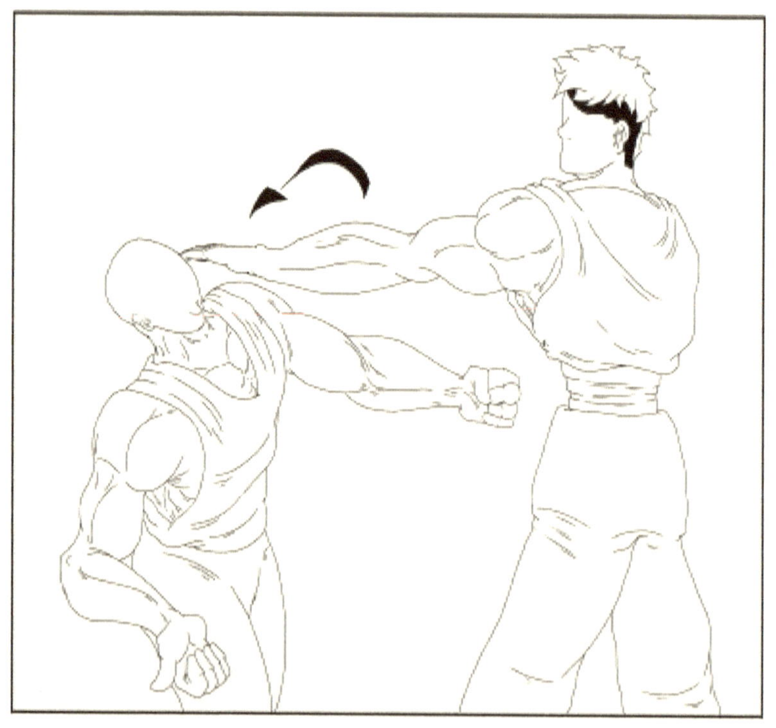

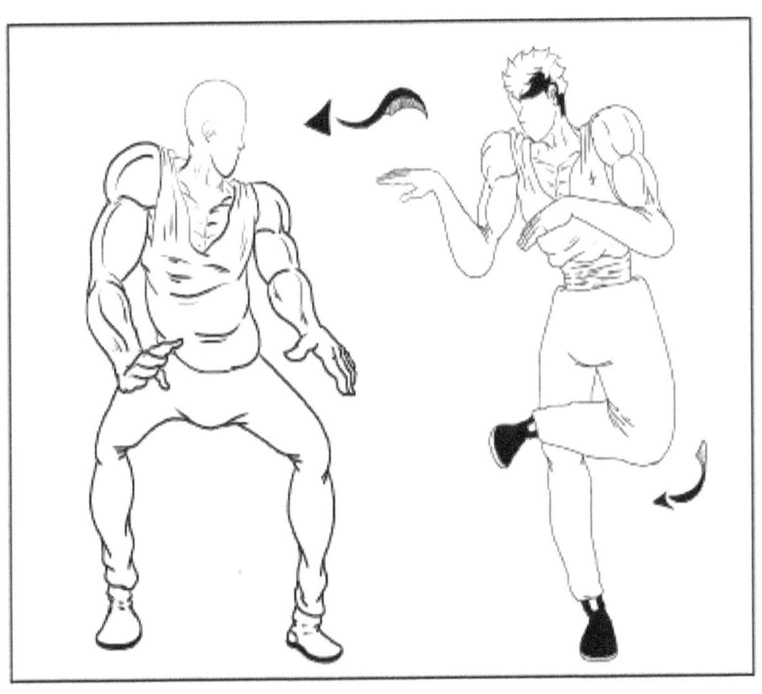

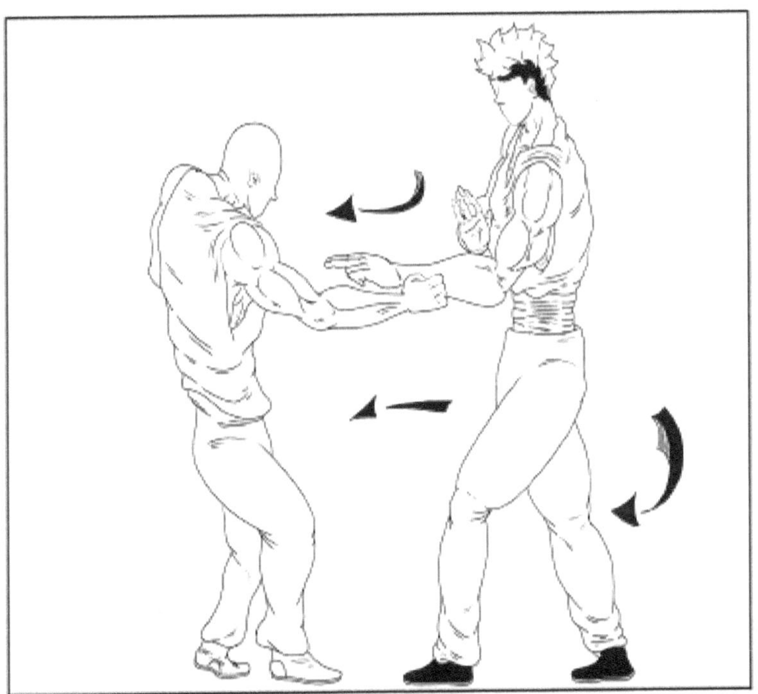

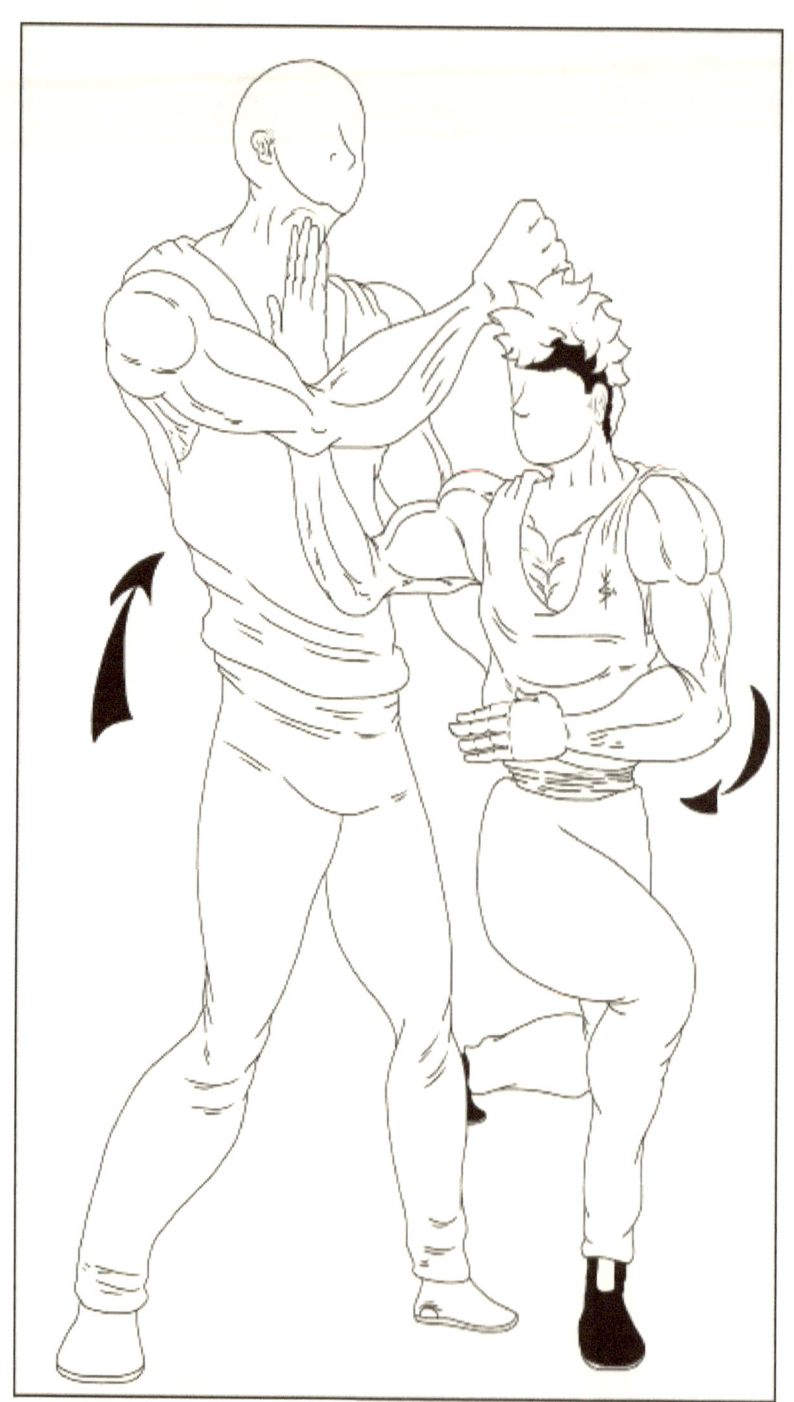

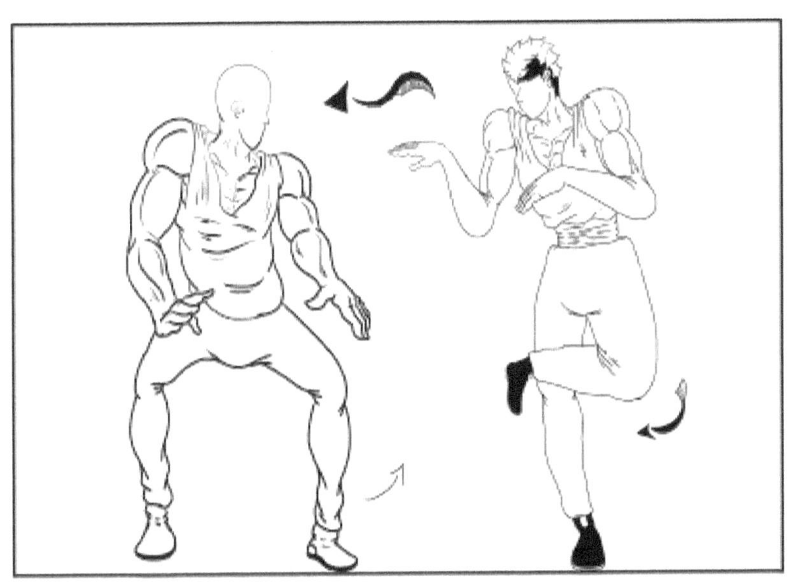

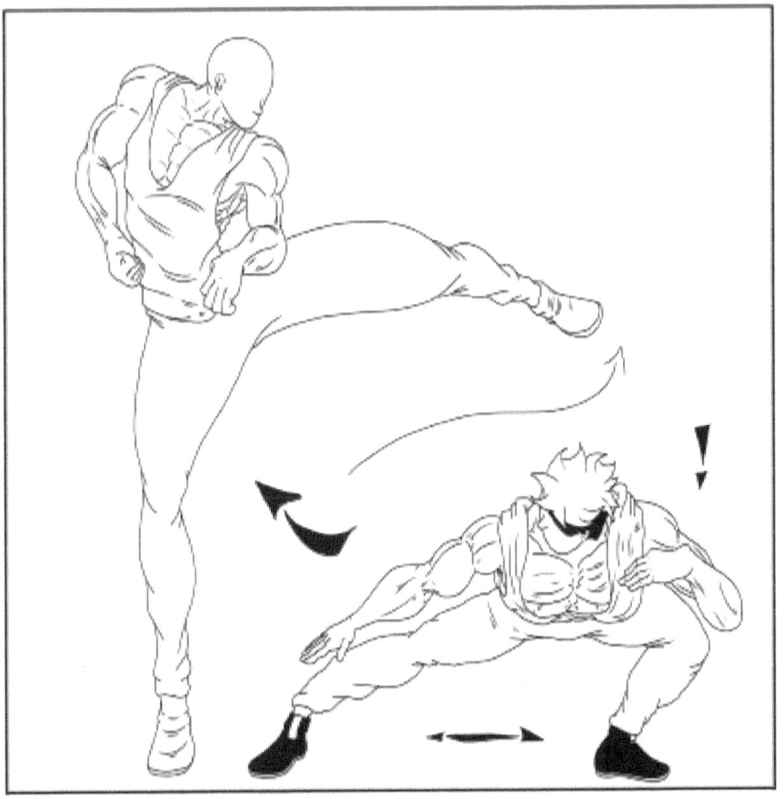

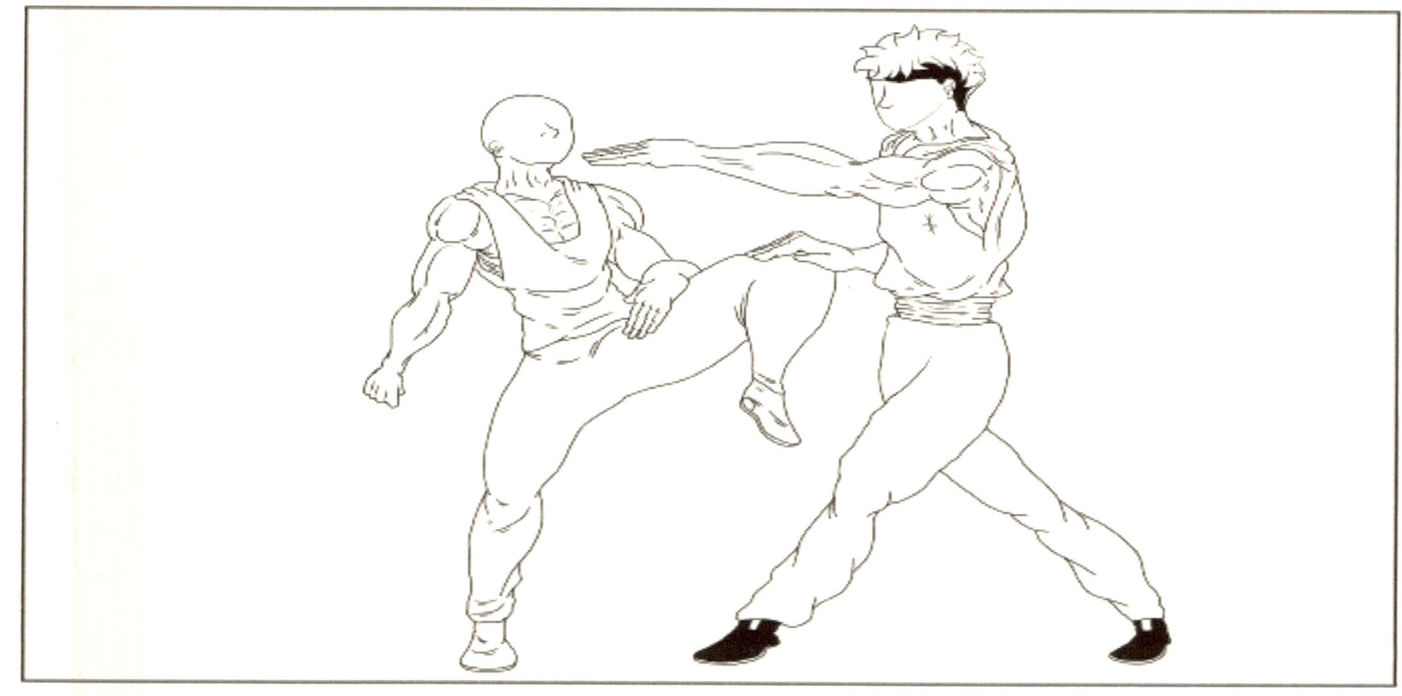

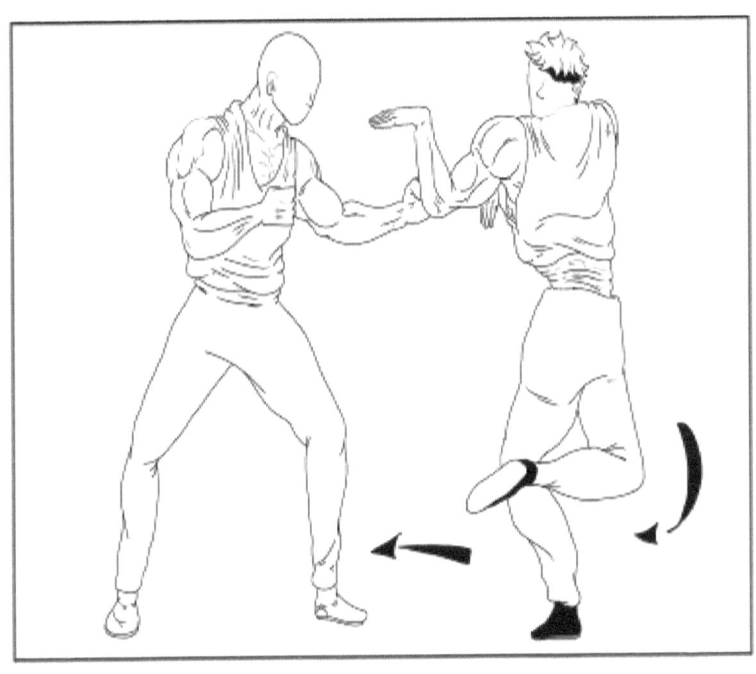

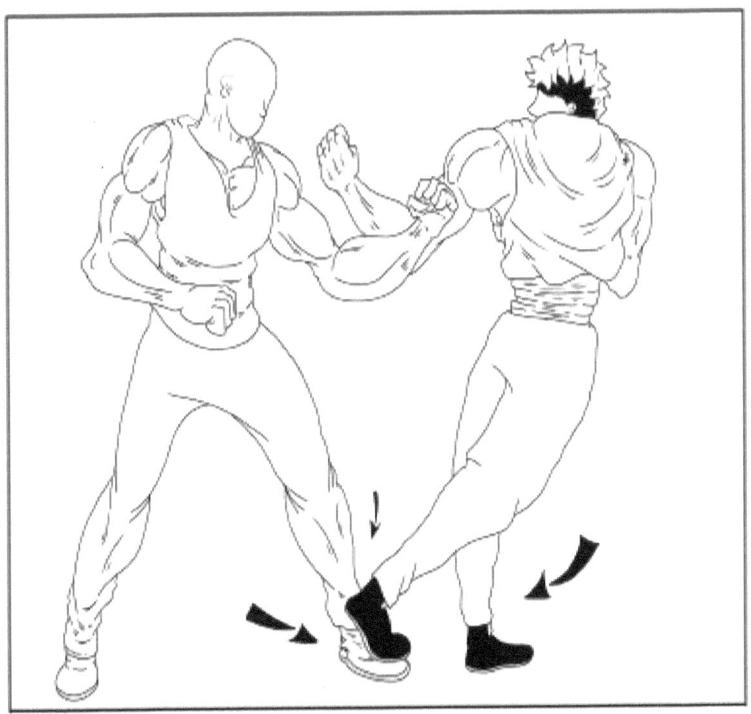

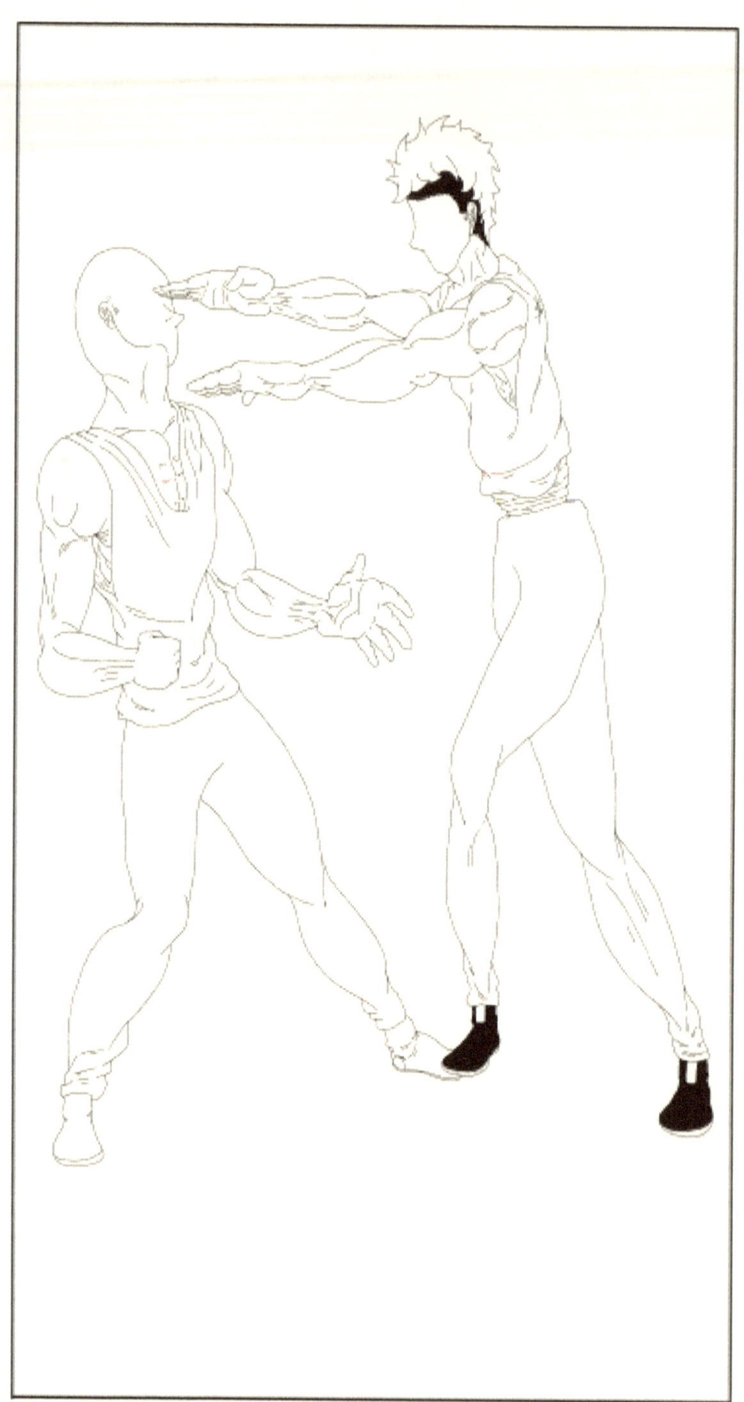

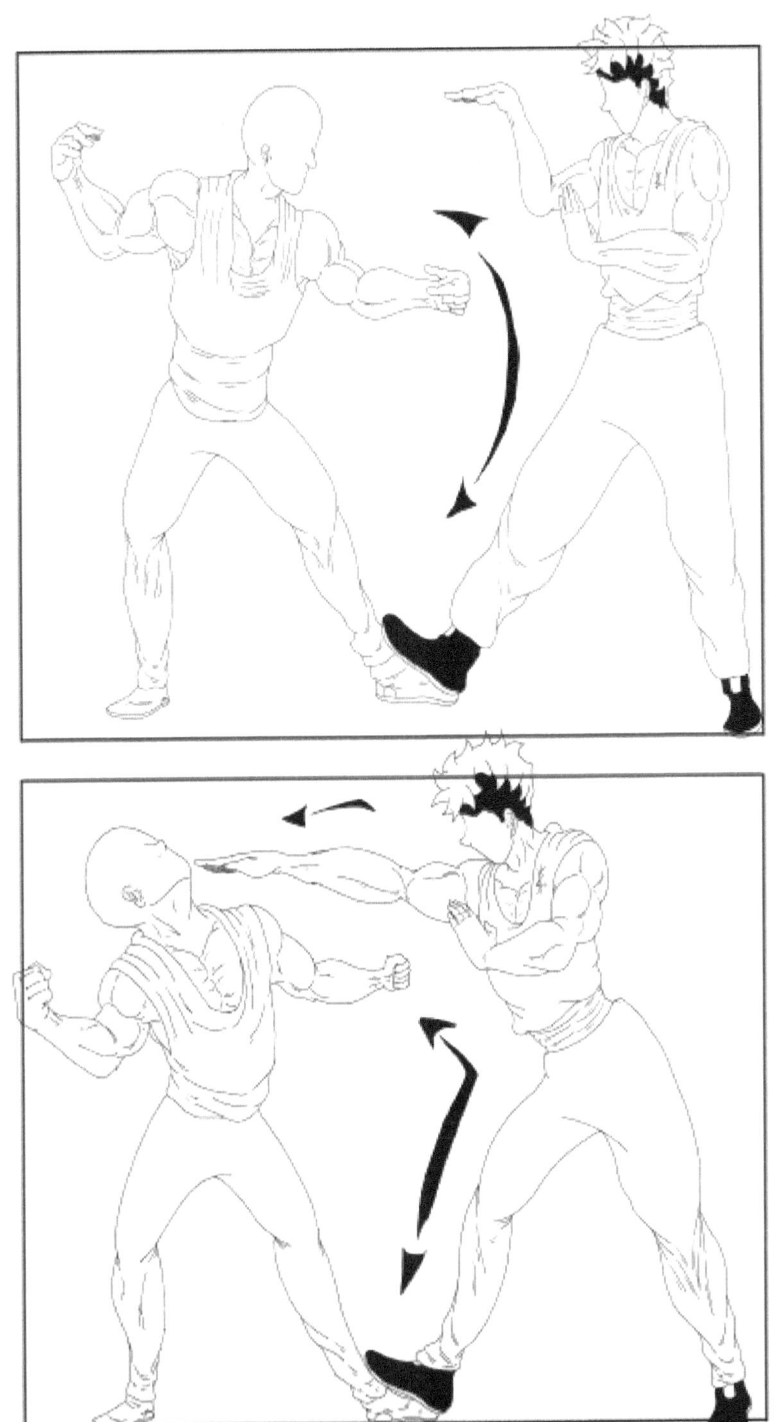

La Lanza de la Cobra

La lanza no es solo la reina de las armas del kung fu tradicional, es también la principal arma del estilo de Boxeo de la cobra.

Al lado de la lanza, algunas veces en el estilo de cobra, también se pueden utilizar otras armas como la espada recta.

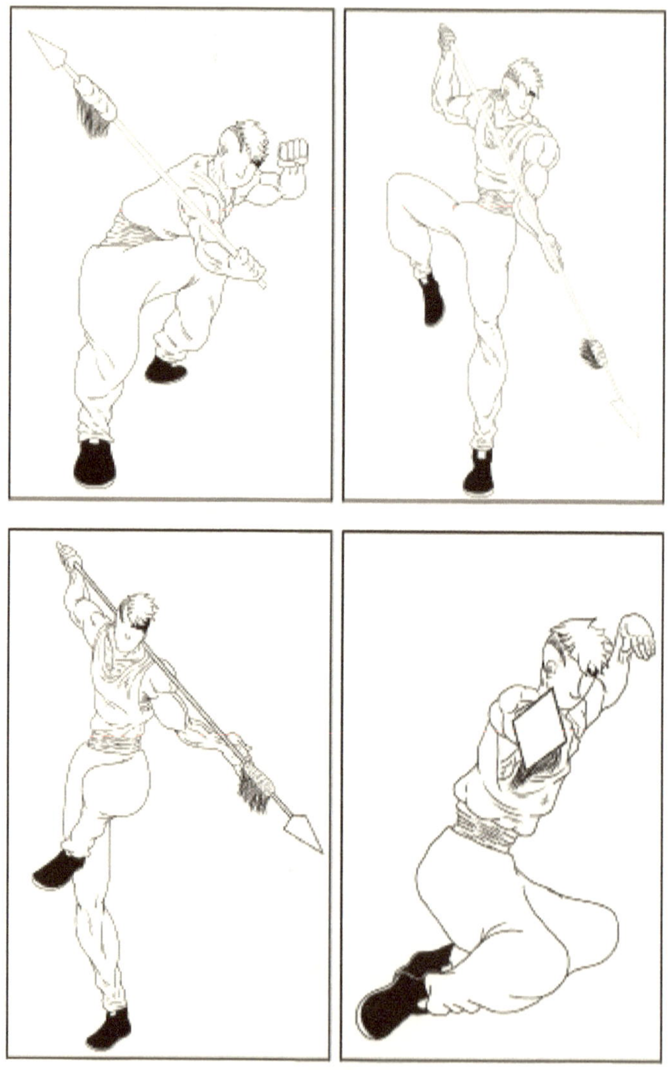

La lanza de la cobra; es un arma muy poderosa en las manos correctas, versátil y fascinadora. Con los ejercicios con la lanza de cobra se entrena especialmente las muñecas y antebrazos intensivamente, lo que es muy importante también para cualquier arte marcial (sin armas).

En términos generales, con la lanza de la cobra se adquiere una cintura, muñecas, ojos y mente poderosa, ya que la lucha con la lanza requiere mucha concentración y es una gran ayuda en el desarrollo de unas buenas condiciones de trabajo.

En las graficas siguientes se muestran algunas posturas.

Las técnicas de la lanza; cuando esta es usada con una sola mano por el practicante siempre preparado y prevenido para luchar con un segundo adversario.

CINCO PUNTOS IMPORTANTES

1. Cada movimiento del kung fu fluye con continuidad, sin dislocación. Tan pronto como se completa el movimiento, este desemboca en otro movimiento, es por ello que los lectores encontraran las técnicas del kung fu más rápidas que las de otros métodos.

2. El arte del kung fu tradicional es un ejercicio de la mente. La combinación del cuerpo y de la mente es especialmente importante en el grado superior del arte marcial. En cuanto al lector deberá intentar usar su imaginación (movimiento mental) para influir en su entreno físico.

3. Es muy importante la cooperación con el adversario. No se debe resistir o interrumpir el flujo del movimiento del contrincante. En vez de parar su fuerza, se debe complementarla siguiendo al adversario (principio del Yin/Yang). En otras palabras, usted ayuda a su oponente para que se destruya.

4. La cintura es una parte muy importante en el Kung Fu, ya que juega un papel principal tanto para golpear, como para deshacerse de la fuerza del adversario. Durante las practicas siempre se deberán concentrar sus movimientos de cintura.

5. Debe recordar siempre que es mejor aprender como resistir
    que aprender como resistir que aprender como luchar. Sin
    embargo, si usted se ve obligado a oponer fuerza, haga uso
    de ella.

DIEZ REGLAS DE LAS ARTES MARCIALES

1. Este preparado: Física, Emocional y Psicológicamente.

2. Sea impasible: Nunca indique sus planes a sus adversarios, ni
    a nadie que no lo apoye.

3. Cree "Instinto de lucha": Aprenda como acabar con su
    adversario.

4. Ejercite "el control de si mismo": Debe estar siempre sereno,
    quieto y relajado.

5. Demuestre "confianza en si mismo": Su adversario no debe
    percibir el menor signo de inseguridad, debilidad, o temor.

6. Sea sencillo: Todas las técnicas deben ser sencillas, efectivas
    y prácticas.

7. Aclare su mente: No debe pensar en la victoria o la derrota de
    la lucha, solo deje que los acontecimientos ocurran.

8. Atraiga el adversario: Mire fijamente a su adversario y nunca
    deje que su concentración disminuya, ni siquiera durante un
    segundo.

9. Ejercite "la perfección": Entrene sus técnicas este sentido, ya
    que sus manos y pies, derecho e izquierdo, son perfectos por
    igual.

10. Sea explosivo: Ponga todo su EGO en cada ataque, en cada
    defensa y en cada contraataque.

El Arte del Kung Fu

El antiguo arte del Kung Fu utiliza diversas técnicas junto con las principales en este caso del Cuervo y la Cobra.

Al mismo tiempo también utiliza las técnicas del Dragón, del Águila, del Tigre, del leopardo, del Lohan y del Puño Borracho, para dar al estilo un repertorio completo.

Dragón (Lóng)

Para los Sacerdotes y monjes, el Dragón no es solo, el símbolo místico de la inmortalidad, sino también el símbolo de la MENTE y de la VOLUNTAD, así como el valor para luchar contra los enemigos y someterlos. Las técnicas del estilo del Dragón son uniformes, dinámicas y poderosas.

El Tigre

El tigre es flexible y poderoso, los luchadores utilizan la forma de las manos para adoptar las garras del tigre. Este estilo refuerza el cuerpo y fortalece los huesos. Este estilo utiliza numerosas técnicas de agarre, que se aplican en movimientos sencillo y dobles dirigidos al pecho y a la cabeza del adversario. Los contrincantes pueden llegar a tener la "Fuerza de un tigre herido".

Leopardo (Bao)

El estilo del Leopardo es incluso más poderoso que el estilo del Tigre. El Leopardo es muy perseverante y posee un gran poder en el salto. Las manos adoptan la forma del "puño de leopardo o de garra". La lucha del Leopardo utiliza muchos movimientos bajos y ataques de manos rápidas, pero consientes. Los luchadores suelen saltar mientras ejecutan sus poderosas técnicas de manos.

Lohan (LOU-HAN)

Los Lohan son discípulos de Buda, por consiguiente, nunca incitan a la lucha, aunque, naturalmente pelean si se ven forzados a ello. Las técnicas del estilo Lohan son muy nobles e inteligentes y utilizan estrategias superiores en vez de fuerza bruta. El estilo del Lohan utiliza la fuerza del adversario y golpea a sus contrincantes con su propio poder. Es por ello que muchos bloqueos se convierten en puros ataques en movimientos circulares y viceversa, junto con todo ello también utiliza diversos bloqueos en combinación con derribos.

Puño Borracho

Actualmente el estilo del puño borracho es muy popular debido a las diversas películas realizadas sobre "Maestros Borrachos". En realidad, el arte del Boxeo Borracho es muy antiguo.

Pero se ha mantenido en secreto y solo revelado a los discípulos con más dedicación y diciplina.

El estilo del puño borracho es muy heterodoxo, utiliza rutinas acrobáticas y ataques en caídas, rodamientos o permanencia en el suelo. Cada practicante debe primero dominar el Kung Fu "normal", después será capaz de aprender y aplicar con efectividad el "Kung Fu Borracho".

En la antigüedad, el termino TIEMPO no era importante, especialmente para los monjes. Podían ejercitar sus técnicas, rutinas con armas, y ejercicios de lucha durante horas y horas cada día, de este modo después de varios años llegaban a ser muy hábiles y diestros.

Hoy en día el tiempo de cada practicante esta, por lo general, muy limitado, por ello deben esforzarse el doble para dominar un estilo. Dominar un estilo significa no solo el aprendizaje de las diferentes técnicas y formas, sino llegar a ser parte de ellas. No hay ningún estilo de las artes marciales que sea superior, eso depende del practicante, del grado "personal" de su dedicación y de la habilidad; de lo que es capaz de aprovechar del estilo.

Sobre todo, lo mas importante es que cada practicante crea sólidamente en sus estilos y a la vez, que confié en si mismo, creyendo en sus habilidades.

Desgraciadamente, en la actualidad los practicantes de los diferentes estilos han empezado a degradar mas y mas el arte del Kung Fu, convirtiéndolo en una actuación.

Cada día se crean mas y nuevas formas que utilizan espectaculares rutinas acrobáticas, y muchas de estas nuevas formas consisten en un 70% de acrobacias y solo el resto son patadas y puñetazos no precisamente bien ubicados, y otras técnicas de ataque.

Muchos de estos maestros realizan excelentes movimientos de "Kata", pero ¿Qué se podría decir de sus habilidades de lucha?

Ninguno parece acordarse de que el Kung Fu se creo para mantener cuerpo fuerte, y sano para facilitarnos una defenza personal efectiva. Hay muchos maestros de Kung Fu de mas de 60 años de edad que aun son capaces de realizar sus formas con increíble destreza y de defenderse de una agresión.

Tal vez una de las razones sea que ellos viven su arte y practican el Kung Fu solo en su propio beneficio en vez de entretener a una multitud de espectadores en agradables actuaciones o exhibiciones de boxeo.

Casi todo el mundo es capaz de aprender el fascinante arte del Kung Fu bajo la dirección de un Shifu (maestro) experimentado o en tiempos actuales, bajo su propia diciplina y voluntad usando tanto medios digitales como los consagrados libros.

¡No debemos perder el tiempo y la energía en técnicas de torneo, debemos volver a los orígenes del KUNG FU!

Esta obra se terminó el 02 de diciembre de 2020 en México, D.F., siendo publicada por el mismo autor bajo su propia marca editorial "Zone Black".

Mas del autor:

1. Filosofía la salud del Dragon
2. Estilos de vida (manual de dibujo)
3. Método de combate de Leonardo Gudiño
4. El tao del dibujo
5. El gran terranova
6. El arte de la guerra desvelado
7. Karate Mortal
8. Multiversos otras realidades
9. Área 51
10. Actitud en los dibujos